*Klara Hanstein*

# Liebe ANGST, halt doch mal die Klappe!

*24 Tools, um Angst und Panik zu überwinden*

# INHALT

# WENN ANGST DEIN LEBEN BESTIMMT, BIST DU HIER RICHTIG

Du bist in vielen Situationen innerlich unruhig? Fühlst dich oft ängstlich? Du hattest schon eine oder mehrere Panikattacken? Du hast immer wieder Angstzustände und weißt nicht, wie du dich daraus lösen kannst? Du grübelst viel und machst dir immer wieder Sorgen? Du hast Angst vor der nächsten Panikattacke? All das wirkt sich schon auf deinen Körper aus, weil du dauernd angespannt bist? Du kommst einfach nicht mehr zur Ruhe? Ja? Dann ist dieses Buch genau das Richtige für dich. Und ich sage dir auch gleich, warum ich das glaube.

## MEINE GESCHICHTE MIT DER ANGST

Mein Name ist Klara, ich bin Klinische Psychologin und Psychotherapeutin und habe jahrelang an einer Angststörung und Panikattacken gelitten. Nach der ersten sehr heftigen Panikattacke war mein Leben nicht mehr dasselbe. Bei jeder klitzekleinen Veränderung in meinem Körper vermutete ich sofort wieder einen Angstanfall. Ich horchte dauernd in mich hinein, beobachtete mich und meinen Körper jede wache Minute. Ich war sozusagen in Lauerstellung und wollte immer schneller sein als die Panik. Mit der Absicht, dass ich so schnell wie möglich etwas dagegen tun könnte. Jeder, der Panikattacken kennt, weiß, dass das ohnehin nicht klappt. Denn dadurch ist unser Körper im Daueralarm und wir sind eigentlich ständig nervös. Dies begünstigt die nächste Panikattacke nur noch.

Und so kam es dann auch: Panikattacken während der Arbeit, Panikattacken im Supermarkt, Panikattacken beim Autofahren. Irgendwie schnappte sich die Panik von Tag zu Tag einen weiteren Lebensbereich. Und das Schwierige war: Jeden Lebensbereich, bei dem man einmal eine Panikattacke hatte, will man unbedingt vermeiden. Denn man möchte diesem Gefühl von komplettem Kontrollverlust und Todesangst entgehen. Und wenn man so lange mit Panikattacken zu tun hat, schleichen sich auch immer mehr Ängste ein: Angst vor der Zukunft, Angst vor Krankheiten, Angst vor bestimmten Situationen oder Ereignissen, Angst vor dem nächsten Tag.

Aus meiner Ausbildung und meiner Arbeit mit vielen Klientinnen und Klienten wusste ich, dass die Vermeidung all dieser Angstsituationen noch weiter in die Angst hineinführt. Deshalb versuchte ich mich allen Situationen tapfer zu stellen und hielt diese irgendwie durch – auch wenn ich dabei schlimme Angstgefühle hatte. Meine Devise war: Nur nichts anmerken lassen. Nur keine Schwäche zeigen. Einfach weitermachen.

Nachdem ich zwei Jahre später mit meinen Kräften am Ende war, lautete mein Ergebnis: Ich hatte eine richtig starke Angststörung entwickelt. Ich konnte ohne heftige Angstgefühle kaum noch aus dem Haus gehen. Die Angst war meine ständige Begleiterin und schaukelte sich täglich mehrmals zu Todesängsten und Panikattacken hoch. Zu diesem Zeitpunkt sagte ich mir: Das kann nicht der richtige Weg sein. Einen ständigen Kampf gegen die Angst zu führen, bringt mich nicht weiter. Die Angst war derartig übermächtig in meinem Leben geworden. Es musste einen anderen Weg geben.

Also: STOPP! Alles auf Anfang!

Dies war der Punkt, an dem ich begann, mich intensiv damit auseinanderzusetzen, was im Kopf und im Körper bei Angst und Panik passiert. Ich beschäftigte mich damit, wie der Körper unsere Gedanken beeinflusst und umgekehrt. Und wie die Angstgefühle dabei noch verstärkt werden. Ich befasste mich damit, welche Mechanismen ausgelöst werden, wenn unser Körper glaubt, wir sind in Lebensgefahr. Denn so fühlte sich das an. Ich fühlte mich dauernd bedroht und nicht sicher. Obwohl ich objektiv betrachtet in Sicherheit war. Meine Gedanken gaukelten mir etwas vor. Eigentlich ein Fehlalarm.

*Irgendetwas in mir dachte ständig, ich sei in Lebensgefahr.*

Mir ging es so, wie es viele Menschen beschreiben, die Ängste, Sorgen und Panik bezüglich verschiedener Dinge haben, die aber oft noch nie eingetreten sind. Eine Fehlzündung unseres Gehirns. Es startet das Programm »Gefahr« oder »Lebensgefahr«, obwohl es objektiv betrachtet keinen Grund dafür gibt.

Und eines vorweg: Diese Programme sind lebensnotwendig. Wenn ein Tiger hinter uns her ist, ist es überlebenswichtig, dass unser Gehirn das Programm »Lebensgefahr« startet. Es wird Adrenalin produziert. Der Blutdruck geht hoch, die Atmung wird schneller, Blut wird rasant zu den Armen und Beinen gepumpt – wir bereiten uns blitzschnell auf Kampf oder Flucht vor. Wir könnten daher mit all unseren Kräften gegen den Tiger kämpfen oder vor ihm davonlaufen. Hätten wir dieses Programm nicht, hätte wohl keiner unserer Vorfahren überlebt.

Heute müssen wir eher selten vor einem Tiger davonlaufen, jedoch dienen uns diese Programme weiterhin. Wenn wir zum Beispiel unachtsam auf die Straße treten und es rast ein Auto heran: Bevor wir rational darüber nachdenken können, was jetzt wohl die beste Überlebensstrategie wäre, hat unser Gehirn das Programm »Lebensgefahr« gezündet und wir springen blitzschnell zur Seite. Erst ein paar Sekunden später, wenn die Gefahr gebannt ist, atmen wir tief durch und unser rationales Denken, unser Verstand, schaltet sich wieder dazu und uns wird bewusst, dass die Situation gerade gefährlich war.

## WENN ANGST ZUR ANGSTSTÖRUNG WIRD

Menschen mit Angststörungen wechseln zu oft in das Programm »Gefahr« oder »Lebensgefahr«. »Zu oft« sage ich deswegen, weil in dem Moment keine Gefahr da ist. So wie das bei mir im Supermarkt war oder in der Arbeit. Ich war definitiv nicht in Lebensgefahr. Aber mein Gehirn zündete diesen Mechanismus und somit wurden alle Reaktionen im Kopf und im Körper, die wichtig für das Überleben waren, aktiviert. Es wurde sehr viel Energie im Körper mobilisiert.

Diese Energie aber bleibt im Körper und macht uns unruhig, nervös, ängstlich und kann eine Panikattacke auslösen. Eine Panikattacke ist ja deswegen so schlimm, weil wir nicht wissen, was mit uns los ist. Wenn ein Tiger hinter dir steht, dein Atem schnell wird und dein Fluchtreflex ausgelöst wird, würdest du diese Reaktionen deines Körpers niemals infrage stellen. Du wärst froh darüber. Wenn dir aber im Supermarkt plötzlich ganz heiß wird, dir ein Schauer über den Rücken läuft, dein Herz zu rasen beginnt, wie ordnest du diese Reaktionen dann ein? Du wirst noch panischer, weil du denkst, dass du einen Herzinfarkt bekommst oder etwas mit dir nicht stimmt. Wenn wir also im Außen keine korrekte Zuordnung oder keinen Auslöser für diese Angst finden, suchen wir in unserem Inneren danach. Und diese Gedanken nehmen meistens kein gutes Ende, sondern wir verstricken uns dadurch noch mehr in Angst und Panik.

## WIE GING MEIN WEG WEITER?

Mit all diesem Wissen begann ich nun, an mir zu arbeiten. Mein Leitsatz wurde: Wenn mein Kopf die Angstgedanken selbstständig produziert und mein Körper die Angstreaktionen von selbst auslöst, dann können diese wohl auch wieder rückgängig gemacht werden. Das hört sich erst mal leicht an. Wenn das Gehirn diese Mechanismen aber über Jahre automatisiert hat, ist das einiges an Arbeit. Aber es geht. Für mich war klar, dass ich meinen Körper wieder aus diesem Programm von »Lebensgefahr« herausholen musste. Ich musste ihm wieder beibringen, dass ich in Sicherheit bin und dass seine Angst eine Fehlzündung ist. Ich musste an mir arbeiten, dass ich wieder die Chefin in meinem Kopf wurde und mir nicht mehr von der Angst diktieren ließ, wie ich mein Leben zu leben habe. Ich musste wieder mehr ins Vertrauen kommen – ins Vertrauen zu mir selbst und ins Vertrauen zum Leben. Und daran arbeitete ich. Monat um Monat.

Und plötzlich merkte ich das erste Mal seit sehr langer Zeit, dass die Angst weniger wurde statt mehr. Ich durchschaute ihre Abläufe, hinterfragte ihre Ansichten und brachte Ruhe in Situationen, die sie aufgewühlt hatte. Ich kämpfte nicht mehr gegen die Angst, sondern entwickelte Strategien, um ihr den Wind aus den Segeln zu nehmen. Das Wissen, das ich mir angeeignet hatte, gab mir die Macht zurück, in Situationen die Oberhand zu behalten. Ich fühlte mich nicht mehr hilflos ausgeliefert, sondern hatte wieder das Gefühl, Einfluss nehmen zu können auf das, was da mit mir passierte. Langsam und Schritt für Schritt arbeitete ich mich aus der Angsterkrankung heraus.

Als ich damals völlig am Boden lag und gefühlt gar nichts mehr ging, habe ich eine Abmachung mit mir getroffen: Wenn ich einen Weg aus diesem Desaster finden sollte, dann werde ich andere dabei unterstützen, es auch zu schaffen. Und ich habe diesen Weg gefunden. Auf meinen Social-Media-Kanälen darf ich mittlerweile Tausende Menschen daran teilhaben lassen, was bei Angst und Panik helfen kann. Und mit diesem Buch löse ich einen weiteren Teil dieser Abmachung ein. Du erfährst hier alle Ansätze, die mir geholfen haben.

Auf meinem Weg habe ich eines gelernt: Wenn man starke Ängste und Panikattacken hinter sich lassen möchte, geht das nur, wenn man auf drei Ebenen ansetzt: auf der Ebene des Körpers, der Gefühle und der Gedanken. Denn diese drei Bereiche beeinflussen sich gegenseitig. Daher ist dieses Buch in drei Hauptbereiche gegliedert. Der erste Teil beschäftigt sich mit dem Körper, damit, was im Körper bei Angst passiert und warum das eigentlich gut und wichtig ist. Mit acht Tools zeige ich dir, was du tun kannst, um wieder Entspannung in deinen Körper zu bringen.

Der zweite Teil beschäftigt sich mit den Gefühlen. Hier werden wir uns anschauen, mit welcher Haltung du der Angst gegenübertreten kannst, damit du dich nicht mehr ständig in den Angststrudel mitreißen lässt. Auch hier findest du acht Tools, um mehr Gelassenheit in deine Gefühlswelt zu bringen.

Im dritten Teil widmen wir uns den Gedanken. Ich zeige dir, wie du Angstgedanken entlarven und wieder in »richtige« Bahnen lenken kannst. Ich stelle dir auch hier acht Tools vor, die dir helfen können, wieder Ruhe in deinen Kopf zu bringen.

Lass dich nicht abschrecken: Nur weil ich selbst Psychologin und Psychotherapeutin bin, bedeutet das nicht, dass du hier wissenschaftliche, schwer lesbare Ansätze findest, die man kaum auf den Alltag anwenden kann. Ich schreibe dieses Buch hauptsächlich als ehemals Betroffene mit dem Hintergrund einer Psychotherapeutin. Im Vordergrund steht für mich, dass du die Tools sofort anwenden kannst.

Da die Tools und das Wissen, das ich dabei vermittle, aufeinander aufbauen, ist es am sinnvollsten, wenn du das Buch beim ersten Mal genau so liest, wie es geschrieben ist. Wenn du später bestimmte Übungen oder Gedankenimpulse nachblättern willst, kannst du dir natürlich einzelne Kapitel noch mal herauspicken und genauer daran arbeiten.

Ich wünsche dir von Herzen, dass du es schaffst, deine Ängste hinter dir zu lassen. Komm schon, wir gehen gemeinsam los! Schritt für Schritt.

Wir schaffen das.

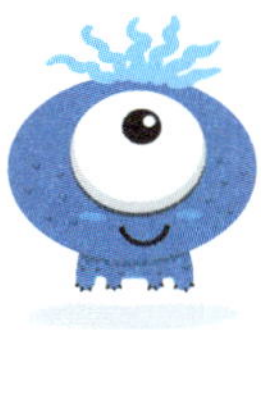

# Lieber Körper, komm zur Ruhe

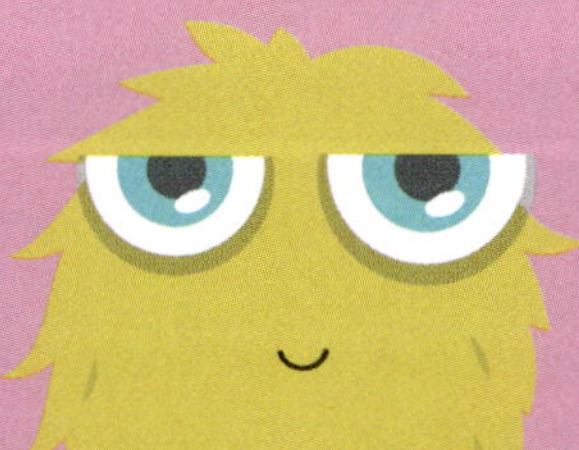

Was hat der Körper mit Ängsten und Panik zu tun? Sehr viel – auch wenn wir bei Angst nicht sofort an die körperliche Ebene denken. Denn zumeist plagen wir uns mit Angstgedanken und Angstgefühlen herum. Und diese sind oft so intensiv, dass wir den Körper zu wenig beachten. Doch welch wichtige Rolle er hier spielt und wie du über ihn Einfluss auf das Angstgeschehen nehmen kannst, das erfährst du in diesem Kapitel.

# WAS PASSIERT BEI ANGST IM KÖRPER?

Für mich hat das Wissen um die Rolle des Körpers bei Ängsten sehr viel verändert und ich konnte bei der Bewältigung meiner Ängste an neuen Punkten ansetzen. Ich verstand endlich, was in meinem Körper passierte, wenn Angst oder Panik auftauchte. Und es war sehr heilsam, zu lernen, dass mein Körper eigentlich immer für mich ist und nicht gegen mich. Er fährt all diese erst mal verstörenden Programme hoch, weil er mich schützen will. Weil er möchte, dass ich überlebe. Als ich das begriffen hatte, wusste ich, dass ich aufhören musste, mit aller Kraft gegen diese körperlichen Reaktionen zu kämpfen. Da diese dadurch verstärkt werden. Statt dagegen zu kämpfen, musste ich andere Methoden finden, um meinen Körper wieder in das Gefühl von Sicherheit zurückzuführen.

Was also geschieht im Körper? Wenn wir in eine Gefahrensituation kommen und Angst haben, spannen wir den Körper an. Der Blutdruck steigt. Unsere Pupillen weiten sich. Der Atem wird flach und schnell. Blut wird in die Arme und Beine gepumpt. Das Herz rast. Wir werden unruhig und nervös. Können uns schlecht konzentrieren. Fokussieren uns auf die Gefahrenquelle. Wir sind aufgeregt und aufgewühlt.

Warum kommt es zu diesen Reaktionen? Wenn unser Körper zu Angst oder Panik wechselt, wird blitzschnell Adrenalin produziert. Das bedeutet, dass ganz viel Energie bereitgestellt wird, damit wir kämpfen oder flüchten können. Wenn Kampf oder Flucht nicht möglich sind, erstarren wir. Das Erstarren oder das »Totstellen« dient dazu, dass der Angreifer uns nicht sieht oder von uns ablässt, weil er denkt, dass wir nicht mehr leben. Außerdem sinkt in diesem Modus das Schmerzempfinden und wir koppeln uns von unseren Gefühlen ab. Ein wichtiger Mechanismus, wenn wir dem Angreifer schutzlos ausgeliefert sind.

Der Körper bereitet uns durch diese Mechanismen auf Höchstleistungen vor. Dies sind alles logische und überlebenswichtige Reaktionen. Der Körper zapft alle Ressourcen an, damit wir in einer Gefahrensituation bestmöglich gewappnet sind. Wäre ja auch unlogisch, wenn wir seelenruhig mit normalem Blutdruck und entspannter Körperhaltung an unserem Cocktail weiterschlürfen, wenn der Tiger vor uns steht.

*Wenn die Gefahr gebannt ist, der Tiger also umdreht und geht, wechselt unser Körper wieder in die Entspannung, in den Ruhemodus.*

Die Muskeln entspannen, der Atem wird ruhig, der Blutdruck sinkt auf sein normales Level. Dies passiert alles ohne unser Zutun ganz automatisch.

Für all diese Abläufe ist das vegetative Nervensystem zuständig. Das autonome oder eben auch vegetative Nervensystem regelt alle Abläufe im Körper, die wir nicht willentlich steuern: Atmung, Herzschlag, Stoffwechsel. Es bekommt Signale aus dem Gehirn und leitet diese an den Körper weiter.

Wenn also der Tiger vor uns steht und unsere Angstzentrale im Gehirn »Alarm« schreit, setzt das Nervensystem alle Vorgänge in Bewegung, damit wir diese Gefahr abwehren oder uns verteidigen können. Die Angstzentrale in unserem Kopf, Amygdala genannt, ist ein Teil unseres Gehirns, das bei der emotionalen Bewertung von Gefahren beteiligt ist. Wenn sie eine Situation als gefährlich bewertet, leitet sie dies blitzschnell an das Nervensystem weiter, damit es alle weiteren nötigen Reaktionen einleiten kann.

Diese Informationen laufen aber auch in die Gegenrichtung. Es werden also auch vom Körper Rückmeldungen ans Gehirn gegeben. Wenn uns zum Beispiel heiß ist, geht diese Mitteilung ans Gehirn und es startet das Programm »Schweiß« – dadurch wird der Körper heruntergekühlt. Alles intelligente Mechanismen. Unser Körper ist ein Wunderwerk! Und wie man an diesen Erklärungen sieht, spielt sich bei Angst und Panik viel auf der körperlichen Ebene ab. Oft nehmen wir das gar nicht so bewusst wahr.

## WAS PASSIERT BEI LANG ANDAUERNDEN ÄNGSTEN?

Bei Panikattacken oder starken Angstzuständen schießt das Nervensystem akut in die Höhe und fährt dann langsam wieder herunter. Zuerst hohe Anspannung, dann Entspannung. Menschen, die unter langfristigen Ängsten oder großen Sorgen leiden, sind aber oft stundenlang oder tagelang körperlich angespannt und unruhig. Zwar ist die Anspannung nicht so hoch wie bei jemandem, der gerade akut eine Panikattacke hat, aber es ist eine Dauerbelastung. Und die wirkt sich langfristig auch auf den Körper aus. Es kommt vermehrt zu Verspannungen und Schmerzen. Körper und Kopf sind im Daueralarm. Loslassen und Entspannen sind kaum mehr möglich.

Wenn wir unter irrationalen und übermäßigen Ängsten oder Panikgefühlen leiden, aber nicht wirklich in Gefahr sind, bekommt unser Körper nicht das Signal: »Gefahr gebannt, du kannst wieder in den Entspannungsmodus wechseln!« Gehen wir noch mal zurück zum Beispiel mit dem heranrasenden Auto: Wenn du blitzschnell zur Seite gesprungen bist, bewertet deine Angstzentrale im Kopf die Situation folgendermaßen: »Das Auto ist vorbeigefahren, dir ist nichts passiert, du bist wieder in Sicherheit, die Gefahr ist gebannt.« In Folge wechselt dein Körper schnell zurück in die Entspannung. Das Adrenalin wird abgebaut und du kommst wieder in den »Normalmodus«.

Du kennst das sicher auch von dir, wenn du durch etwas sehr geschreckt wurdest. Die Angstzentrale bewertet die Situation als Bedrohung, dein Nervensystem schießt in die Höhe, die Muskeln verspannen sich, der Puls fährt hinauf, dir stockt der Atem. Dann: Schrecksekunde vorbei, Muskeln lassen los, ruhiger Atem, ruhiger Puls, Entspannung.

Wenn wir also tatsächlich in Gefahr waren, gibt es diesen Moment, wenn wir registrieren, dass die Gefahr vorbei ist. Das Auto fährt an uns vorbei. Der Tiger dreht um und geht weg. Und das ist ein wichtiger Punkt. Denn durch dieses Signal bekommt unser Körper den Auftrag, dass er alle Vorgänge, die die Angst ausgelöst haben, wieder rückgängig machen darf. Meistens atmen wir tief durch und schon merken wir, wie die Anspannung aus unserem Körper abfließt und sich Erleichterung breitmacht. Die Angstzentrale in unserem Gehirn gibt das Signal, dass sich der Blutdruck normalisieren darf. Dass sich die Atmung beruhigen darf. Dass sich die Muskeln lockern dürfen. Und je mehr der Körper wieder entspannt, umso mehr kommen unsere Gedanken zur Ruhe und die Gefühle kommen in Balance.

Für Menschen mit Angsterkrankungen und Panikattacken gibt es diesen Moment aber nicht. Es gibt kein Signal von der Angstzentrale, dass die Gefahr vorbei ist.

## *Es gibt kein »Ende« der Ängste. Scheinbar.*

Zwar kann eine Panikattacke aufhören und das verschafft schon für kurze Zeit Erleichterung, aber meistens warten wir dann schon wieder angespannt auf die nächste Attacke. Wir stehen dauernd unter Strom. Und da der Körper ja über das Nervensystem auch Rückmeldungen an das Gehirn liefert, bekommt es auch ständig die Information: »Irgendetwas passt nicht. Im Körper herrscht Unruhe und darum muss es ja irgendwo eine Gefahr geben.« Darum bleibt die Angstzentrale im Gehirn auch in der Lauer-

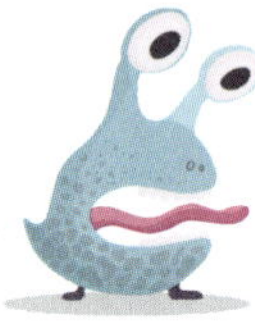

stellung, ob irgendwo eine Bedrohung auftaucht. Und somit schaukeln sich Kopf und Körper immer wieder gegenseitig auf.

Wie man hier sieht, beeinflussen sich Körper und Gehirn gegenseitig und halten das Angstgefühl aufrecht. Weil der Körper unruhig ist, glaubt das Gehirn, es muss irgendwo eine Gefahr lauern, und hält ständig Ausschau. Weil das Gehirn ständig nach Gefahren Ausschau hält, kommt auch der Körper nicht zur Ruhe und muss warten, ob er eine Anweisung »von oben« bekommt, dass eine Gefahr abzuwehren ist.

## WERTVOLLES WISSEN FÜR DIE ANGSTBEWÄLTIGUNG

Wir können auf der Körperebene viel tun, um wieder Ruhe in unser System zu bringen. Und da Wechselwirkungen zwischen Gehirn und Körper bestehen, wirkt sich das beruhigend auf unsere Gedanken und Gefühle aus. Manchmal kann der Körper sogar unsere erste Anlaufstelle sein, dem wir uns bei der Angstbewältigung zuwenden: Wenn es im Kopf und in der Gefühlswelt wieder wild zugeht und ein Angstgedanke den anderen jagt, sind Beruhigungstechniken auf der Körperebene sehr zielführend. Denn ein ruhiger Körper signalisiert dem Gehirn: »Hier unten alles ruhig, es gibt keine Gefahr. Du kannst die Alarmsirene da oben abschalten!«

Wir dürfen lernen, unseren Körper wieder sanft in die Sicherheit und in die Entspannung zurückzuführen. Wenn es schon im Außen dieses Signal nicht gibt, dass die Gefahr vorbei ist, dann müssen wir das selbst in die Hand nehmen. Und genau darum geht es in den folgenden acht Tools. Fangen wir also an!

# TOOL #1:

## GEZIELT ENTSPANNEN

Bei Angst wird der Körper aktiviert, ganz automatisch. Denn Angst bedeutet für unseren Körper: »Hier gibt es etwas zu tun. Wir müssen uns vor einer Gefahr schützen.« Noch bevor der Gehirnbereich, der für das rationale Denken zuständig ist, seine Arbeit aufnehmen kann, ist die Amygdala zur Stelle und informiert den Körper, dass es hier gefährlich werden könnte.

Stell dir vor, du gehst gemütlich durch die Stadt und betrachtest gerade etwas Interessantes in einem Schaufenster. Plötzlich hörst du hinter dir einen lauten Knall. Du erschrickst. Die Angstzentrale in deinem Kopf beginnt, ihren Job zu tun, bewertet die Situation als möglicherweise bedrohlich und gibt blitzschnell die Info an deinen Körper, dass er sich auf Kampf oder Flucht vorbereiten soll. Dein Körper beginnt zu arbeiten. Dein Herz pocht schneller, dir wird heiß. Vielleicht schießt dir auch ein Bild durch den Kopf, dass dies jemand mit einer Waffe sein könnte. Du drehst dich schnell um, scannst die Umgebungen auf die Gefahrenquelle ab und erkennst auf der anderen Straßenseite ein Kind, dessen Luftballon zerplatzt ist … In dem Moment verändert sich die Bewertung. Die Angstzentrale stuft die Situation als ungefährlich ein, sendet diese Information über das Nervensystem an den Körper und du wechselst in den Entspannungsmodus. Du merkst, wie die Muskeln in deinem Körper loslassen und sich dein Herz wieder beruhigt.

Bei Angsterkrankungen und Panikattacken fehlt genau dieses Signal, dass wir uns wieder entspannen dürfen. Das Gehirn läutet den Ruhemodus nicht ein. Die Angstzentrale bleibt aktiv. Denn wenn der Körper noch angespannt ist, dann ist die Bedrohung scheinbar nicht ganz vorbei. Somit kommt von unten, vom

Körper, die Info nach oben, dass hier vielleicht noch etwas bedrohlich ist. Und von oben, vom Gehirn, kommt die Info nach unten, dass erst mal Daueralarm angesagt ist. Da wir aus diesem Teufelskreis aussteigen wollen, stellen wir uns folgende Frage: Wie können wir selbst den Ruhemodus einläuten?

## SELBST FÜR RUHE SORGEN

Damit du wieder Ruhe in deinen Kopf bekommst, darfst du deinen Körper beruhigen. Wenn du das nächste Mal Angst verspürst, obwohl du nicht tatsächlich in Gefahr bist, lokalisiere die Region in deinem Körper, auf die sich die Angst auswirkt oder in der sich die Angst zeigt. Lass dir hier ruhig Zeit – das braucht etwas Übung. Du kannst dich zum Beispiel fragen:

- Spannen sich Muskeln in meinem Körper an?
- Schlägt mein Herz schneller?
- Wird mein Atem flach? Atme ich schneller?
- Habe ich den Atem angehalten?

Nimm diese Veränderungen in deinem Körper einfach wahr. Mach dir bewusst, dass dies ganz normale Reaktionen deines Körpers sind, die zur Angst gehören. Dein Körper möchte dich schützen und bereitet dich auf eine Gefahrensituation vor.
Diese Reaktionen kannst du rückgängig machen, wenn du in die Entspannung kommst. Wenn du also Anspannung in einem bestimmten Körperbereich spürst, bring Entspannung genau dorthin. Lass die Anspannung in deinen Schultern los. Beweg deine Beine oder Arme sanft und lockere sie. Atme ruhig durch die Nase ein und lang durch den Mund wieder aus. Bring ganz bewusst Ruhe in deinen Körper. Und spür nach, wie sich die jeweilige Körperregion entspannt. Wie die Anspannung loslässt. Nimm diesen Prozess des Loslassens bewusst wahr.

## RAUS AUS DEM ANGSTKREISLAUF

Angst schaukelt sich auch durch die Wechselwirkungen zwischen unserem Körper, unseren Gedanken und unseren Gefühlen hoch. Manchmal beginnt sie dabei mit einem angstmachenden Gedanken, dann zeigt sie sich in unserem Körper und gleich springen auch noch die Angstgefühle dazu. Wenn der Tiger vor uns steht, schießt uns der Gedanke in den Kopf, dass er uns im nächsten Moment fressen könnte. Uns stockt der Atem, das Herz rast und Panik überwältigt uns.

Es ist also wichtig zu wissen, dass eine Angstreaktion in uns immer unsere Gedanken, unsere Gefühle und unseren Körper vereinnahmt. Jeder dieser Bereiche bekommt Informationen aus den anderen und reagiert darauf. Das bedeutet, dass die Angstzentrale im Gehirn auch darauf reagiert, wenn unser Herz rast. Es bekommt die Info: »Das Herz rast, da stimmt etwas nicht. Da muss eine Bedrohung sein.« Dies finde ich einen wichtigen Punkt. Die Angstzentrale bewertet also nicht nur die Situationen im Außen, sondern nimmt auch körperliche Veränderungen wahr. Dann kommen noch mehr Angstgedanken dazu, noch mehr körperliche Angstreaktionen, noch mehr Angstgefühle. Man nennt dies auch den Angstkreislauf.

Indem wir beginnen, in einen dieser Bereiche wieder Ruhe und Entspannung zu bringen, unterbrechen wir die Angstspirale. Denn das bringt dann auch wieder Entspannung in die anderen Bereiche, da sich die drei ja gegenseitig beeinflussen. Der Körper bietet sich gut an. Wenn du also deine Schultern lockerst, vermittelst du deiner Angstzentrale im Kopf: »Es ist alles okay. Wir können uns entspannen.« Und somit beruhigen sich nach und nach auch die Gedanken und die Gefühlsebene.

Mach dir bewusst, dass dieses Rückgängigmachen der Vorgänge nicht innerhalb von Sekunden geht. Angst und Panik sind sehr intensive Gefühle und es braucht ein bisschen Zeit, bis sich unser Nervensystem herunterreguliert. Vielleicht kennst du das, wenn du sehr wütend auf jemanden bist. Wenn sich die Sache mit dieser Person zum Positiven aufklärt, dann bleibt die Wut oder zumindest ein Aufgewühltsein noch etwas bestehen. Wir können Gefühle nicht wie eine Lampe ein- und ausschalten. Schön wär's.

*Du kannst auch versuchen, durch ein paar ruhige Atemzüge wieder mehr Entspannung in dich zu bringen. Durch die Nase ein und durch den Mund aus. Das Ausatmen kannst du etwas verlängern.*

Durch unseren Atem können wir direkt auf unser Nervensystem einwirken. Du hast wahrscheinlich schon bei dir oder anderen Menschen beobachtet, dass sie laut und lange ausatmen, wenn etwas Stressiges vorbei ist. Dies macht unser Körper ganz automatisch. Oft ist uns das gar nicht bewusst. Doch meistens merken wir dabei, wie sich die Anspannung löst.

Atme also lange aus, um Anspannung zu lösen. Für viele Menschen ist es hilfreich, wenn sie einen lauten Seufzer von sich geben. Auch das signalisiert dem Körper: »Hier ist keine Gefahr. Ich bin in Sicherheit.« Die Amygdala, die Angstzentrale, merkt, dass es für sie hier nichts zu tun gibt, und schaltet den Alarmknopf aus.

Da es uns oft gar nicht bewusst auffällt, wenn unser Körper angespannt ist, kann es hilfreich sein, Entspannungsübungen für den Körper in den Alltag einzubauen. Du kannst dir zum Beispiel vornehmen, dass du jedes Mal, wenn du etwas trinkst, deine Beine lockerst. Oder dass du jedes Mal, wenn du einen Arbeitsschritt erledigt hast, ruhig ein- und lang ausatmest. Dies können kleine Helfer im Alltag sein, bei denen du deinen Körper ganz bewusst in die Entspannung führst.

## MERK DIR DAS

Angst bedeutet immer Anspannung im Körper. Diese Anspannung wäre wichtig, wenn du wirklich in Gefahr wärst. Dein Körper ist also für dich. Er möchte dich bestmöglich auf Bedrohungen vorbereiten. Wenn du bewusst Lockerheit und Entspannung in deinen Körper bringst, kannst du die Angstreaktionen umkehren und zur Ruhe zurückfinden. Dann können sich auch deine Gedanken und Gefühle beruhigen. Dies ist ein Kreislauf, dessen Bereiche sich gegenseitig beeinflussen können – nämlich ins Negative, dass sich die Angst aufschaukeln kann, aber auch ins Positive, dass sich das System wieder beruhigen kann.

## NIMM DIR DIESE GEDANKEN MIT

- Ich spüre eine tiefe innere Ruhe in mir.
- Ich atme ein und atme aus.
- Ich kann meinen Körper entspannen. Anspannung wird zu Lockerheit. Starre zu Geschmeidigkeit. Härte zu Leichtigkeit.
- Ich kann mich in jeder Situation mit dieser Ruhe in mir verbinden.

## PROBIERE DAS AUS

Wenn du das nächste Mal einen Anflug von Angst spürst, verändere ganz bewusst deine Körperhaltung und deine Körperspannung. Angst lähmt uns oft und wir erstarren. Löse dich durch sanfte Bewegung daraus. Lass deine Arme locker neben deinem Körper schwingen. Beweg deinen Kopf langsam von links nach rechts. Stell deine Füße auf den Boden und roll die Fußsohlen von den Fersen zu den Zehen ab. Atme dabei ruhig und gleichmäßig. Richte deinen Blick weit in die Ferne. Dein Körper nimmt diese ruhigen Bewegungen wahr und sendet diese Informationen an dein Gehirn. Wenn du magst, sag dir einen Satz oder ein Wort vor, das für dich mit Ruhe und Gelassenheit verbunden ist.

# TOOL #2:

## EINE PANIKATTACKE BERUHIGEN – DAS GEHT!

Eine Panikattacke ist für viele Betroffene der bedrohlichste Angstzustand überhaupt. Das Herz rast, als wenn es aus der Brust hüpfen möchte. Die Atmung wird schneller oder man bekommt Atemnot und hat das Gefühl, nicht mehr richtig Luft zu bekommen. Man wird innerlich hektisch. Oder man hat Angst, die Kontrolle zu verlieren oder einen Herzinfarkt zu bekommen. Anspannung pur. Viele Menschen stehen in diesen Situationen Todesängste aus.

Panikattacken entstehen ganz oft, wenn die Anspannung einer sehr stressigen Zeit nachlässt und gerade wieder Ruhe einkehrt. Darum stellen viele Menschen keine Verbindung zu der stressreichen Phase her. Sie berichten, dass sie tatsächlich kürzlich familiäre Schwierigkeiten, einen oder mehrere Todesfälle, enormen Stress im Berufsalltag oder schwierige zwischenmenschliche Konflikte hatten – vor ihrer ersten Panikattacke. Für viele Menschen kommt die erste Attacke in einer ruhigen Situation wie aus dem Nichts. Da die meisten noch nie mit so etwas zu tun hatten, geschweige denn Strategien haben, um damit umzugehen, erleben sie in diesem Moment eine derartige Bedrohung ihres Lebens samt Todesängsten, die sie nie wieder vergessen können.

Bei einer Panikattacke werden Unmengen an Adrenalin im Körper produziert, weil dieser denkt, wir sind in akuter Lebensgefahr. Wie schon beschrieben soll das unserem Körper helfen zu überleben. Das Adrenalin stellt große Mengen an Energie bereit. Wir sind gewappnet, zu kämpfen oder zu flüchten.

Oder wir erstarren, wenn Flucht oder Kampf nicht möglich sind, weil wir vielleicht in der Falle sitzen und nicht wegkönnen.

Wenn wir vor einem Tiger weglaufen müssten, würden wir diesem Mechanismus im Körper ewig dankbar sein. Denn diese Energien im Körper können uns zu Höchstleistungen verhelfen. Und: Es wäre für uns das Normalste auf der Welt, dass unser Herz rast und wir schnell atmen. Wir können diese Reaktionen unseres Körpers also korrekt einordnen. Sie erscheinen uns sinnvoll und hilfreich, darum würden wir die körperlichen Reaktionen in einer echten Gefahrensituation niemals hinterfragen. Schwierig wird es aber dann, wenn die Angstreaktionen einsetzen, obwohl wir in einer normalen alltäglichen Situation in Sicherheit sind.

## PANIK – OHNE GEFAHR IM AUSSEN

Die meisten Panikattacken lassen uns mit einem großen Unverständnis zurück. Wir sind in völliger Sicherheit, zum Beispiel daheim auf der Couch, und haben Todesangst. Die körperlichen Reaktionen wie Herzrasen oder Atemnot oder das Gefühl von Kontrollverlust sind für uns unerklärlich. Wenn wir keine Gefahr im Außen finden, dann suchen wir in unserem Inneren nach einer Ursache für diese ausufernden Reaktionen unseres Körpers. Wenn du selbst an Panikattacken leidest, kennst du vielleicht die ständige Angst, einen Herzinfarkt zu bekommen oder eine andere bedrohliche Erkrankung zu haben, verrückt zu werden oder die Kontrolle über deinen Körper zu verlieren. Die Konsequenz sind oft viele Arzt- oder sogar Krankenhausbesuche, die alle eines gemeinsam haben: Es gibt keinen auffälligen Befund. Das Herausfordernde daran ist, dass viele Betroffene den Ärzten nicht mehr glauben. Sie sind der Meinung, dass sicherlich etwas übersehen wurde. Und oft sind die körperlichen Paniksymptome so intensiv, dass jedes Mal ein Rettungswagen gerufen wird, um in die Notaufnahme zu fahren.

Wichtig: Eine grundlegende ärztliche Abklärung von körperlichen Symptomen ist auf alle Fälle unerlässlich. Wenn Angst und Panik durch eine Angsterkrankung ausgelöst werden und keine körperlichen Ursachen zugrunde liegen, können die Methoden dieses Buchs hilfreich sein. Sofern eine körperliche Erkrankung vorliegt, sollte eine ärztliche Begleitung erfolgen.

## MIT PANIKATTACKEN UMGEHEN

Mach dir immer wieder klar: Bei einer Panikattacke handelt es sich um eine Fehlzündung deines Gehirns. Einen Fehlalarm. Deine Angstzentrale hat fälschlicherweise eine Angstreaktion ausgelöst. Sie hat fälschlicherweise den Alarmknopf gedrückt. Deshalb schießen diese Reaktionen los.

Biologisch ist das logisch erklärbar. Du bewertest aber diese körperlichen Vorgänge falsch. Du bewertest sie als lebensbedrohlich oder zumindest als äußerst unangenehm. Diese Bewertung und Einstufung führt dazu, dass das Nervensystem noch mal mehr Energie bereitstellt. Dies führt dazu, dass noch mehr Aufruhr im Körper ist. Dies führt wiederum zu noch mehr rasenden Angstgedanken, Panikgefühlen und Todesängsten. Und so schaukelt sich der Angstkreislauf weiter und weiter auf.

*Es ist nur das hochschießende Nervensystem, das diese körperlichen Vorgänge auslöst. Keine Bedrohung. Keine Lebensgefahr. Du bewertest es falsch!*

Die Angstzentrale muss dringend informiert werden, dass dies ein Fehlalarm war. Irgendjemand muss den Alarmknopf ausschalten. Damit die Angstzentrale die körperlichen Vorgänge zurückpfeifen kann und wir zur Ruhe kommen. Wer übernimmt diesen Job? Vielleicht der Körper? Schauen wir uns das an!

## WORUM GEHT ES IN DER FOLGENDEN ÜBUNG?

Die folgende Übung ist enorm wichtig – und sie kann herausfordernd sein. Es geht darum, nicht gegen die Angst zu kämpfen, sondern sie zuzulassen. Sie da sein zu lassen. Alles, wogegen du kämpfst, wird stärker. Es geht darum, wieder Ruhe in deinen Kopf und in deinen Körper zu bringen. Es geht darum, nicht in diese Panik und dieses Aufgewühltsein miteinzusteigen, sondern genau das Gegenteil davon zu machen: zu sitzen und zur Ruhe zu kommen. Mit einer möglichst passiven Haltung. Dann hat auch dein Nervensystem die Möglichkeit, herunterzufahren.

*Alles, wogegen du kämpfst,
wird stärker.*

Es geht darum, selbst am eigenen Leib zu erleben, dass sich diese Reaktionen des Körpers und des Kopfes wieder beruhigen. Und sie kommen zur Ruhe, glaub mir. Lass alles durch dich hindurchfließen. Kämpf nicht dagegen. Ich nenne hier gern das Beispiel, wie man damit umgehen würde, wenn ein Kind Angst hat. Würdest du panisch und hektisch herumlaufen, schnelle Bewegungen machen und viele verschiedene Horrorszenarien aufzählen, wenn du ein Kind beruhigen willst? Nein. Du würdest langsamer werden, ruhig sprechen und Zuversicht vermitteln. Du würdest die Angstgedanken des Kindes nicht einfach wegschieben und wegdrängen, sondern würdest in Ruhe zuhören und dann gemeinsam mit ihm an einer Lösung arbeiten. Geh ganz genauso mit dir selbst um.

### PANIKATTACKEN BERUHIGEN

Viele Betroffene wehren sich jahrelang gegen die Angst und Panik. Sie lenken sich ab. Schauen weg. Machen schnell etwas anderes. Darum wird sich die folgende Idee für dich vielleicht völlig verrückt anhören, aber ich stelle sie dir trotzdem vor, da sie aus meiner Erfahrung richtig hilfreich ist. Diese Übung braucht wahnsinnig viel Mut und wahrscheinlich kann man sie auch nicht nach dem ersten Lesen hier vollständig durchführen. Lass dir also Zeit und überfordere dich nicht.

Angst und Panik machen uns zappelig, aufgewühlt, unruhig, fahrig. Es ist zum Aus-der-Haut-Fahren. Alles in uns ist in Aufruhr. Und nun schlage ich dir Folgendes vor, auch wenn es sich für dich erst mal total verkehrt anfühlt, weil dein Körper gerade darauf vorbereitet wurde, zu kämpfen oder zu flüchten, und von Adrenalin geflutet ist:

- Setz dich hin und atme ruhig.
- Lass alles durch dich hindurchfließen. Halte an nichts fest. Es ist nur überschießende Energie in deinem Körper. Es ist nur das Adrenalin. Dieses stellt keine Bedrohung dar.
- Atme durch die Nase ein und durch den Mund wieder aus.
- Dein Körper hat das Notfallprogramm gezündet, weil er denkt, du bist in Lebensgefahr. Bist du aber nicht. Du bist in Sicherheit.
- Richte deinen Blick auf einen Punkt in der Ferne und lass ihn entspannt dort ruhen. Lass alle Gedanken ziehen. Konzentriere dich nur auf diesen einen Punkt in der Ferne. Alles andere lässt du einfach fließen.
- Wenn ein Gedanke kommt, lass ihn kommen. Er geht von allein wieder, wenn du nicht daran festhältst.
- Es werden intensive Gefühle kommen. Sie können dir nichts anhaben. Es sind nur Gefühle. Lass sie da sein. Sie werden von selbst weiterziehen. Je mehr du dagegen kämpfst, umso mehr Adrenalin produziert dein Körper und der Angstkreislauf schaukelt sich weiter auf.
- Also: Lass alles zu. Lass alles da sein. Auch wenn es sich noch so schwer anfühlt. Das braucht wirklich viel Mut. Lass alles los. Lass alles ziehen. Jeden Gedanken. Jedes Gefühl.

- Dir kann nichts passieren. Es ist nur deine Bewertung. Kämpf nicht dagegen an. Es ist nur ein Gefühl. Es sind nur Gedanken. Es sind nur Körperempfindungen.
- Es ist eine Fehlzündung deines Gehirns, das denkt, du bist in Lebensgefahr. Doch du bist in Sicherheit. Es ist nur überschießende Energie, die du falsch bewertest. Du bist gesund. Und du kannst das.

Bleib so lange sitzen, bis du die Beruhigung spüren kannst. Vielleicht merkst du zuerst, wie dein Körper ruhiger wird. Vielleicht merkst du, wie deine Gedanken wieder flexibler werden und nicht mehr so fixiert auf ein Angstthema sind. Vielleicht merkst du an dir, wie Lockerheit in deinen Kopf und deinen Körper kommt.
Mit den Augen einen Punkt in der Ferne oder an der gegenüberliegenden Wand zu fixieren, kann dabei helfen, den Gedankenstrom zu unterbrechen. Wenn wir so einen Aufmerksamkeitsschwerpunkt setzen, schwimmen wir nicht mehr mit den Gedanken mit. Viele Menschen sagen sich auch ein beruhigendes Wort vor oder konzentrieren sich auf ein bestimmtes Körperteil, das nicht mit Angst verknüpft ist.
Wenn du diese Beruhigung deines Körpers und deines Kopfes immer mehr spüren kannst, dann mach dir bewusst: Du hast dies gerade selbst herbeigeführt. Du kannst das.

Viele Betroffene erzählen, dass sie sich diese Übung lange nicht zugetraut haben, da sie eine derartige Angst davor hatten, was passiert, wenn sie die Angst ungefiltert »hereinlassen« und zulassen. Viele beschreiben, dass schon allein das Lesen dieser Übung Angst macht, weil man sich vorstellt, wie man selbst übt, und diese Vorstellung schon Panikgefühle auslöst. Ich kann das sehr gut verstehen. Lass dir Zeit. Hol dir professionelle Unterstützung, wenn du selbst nicht weiterkommst. Wenn deine Panikattacken durch ein Trauma ausgelöst wurden, ist ein behutsames

Vorgehen besonders wichtig. Du kannst die ersten Schritte mit einem Traumatherapeuten oder einer -therapeutin machen.

*Aber vergiss nie: Angst ist ein Gefühl. Das richtig stark sein kann. Es kann dir aber nichts anhaben.*

Eine Panikattacke dauert normalerweise fünf bis dreißig Minuten. In dieser Zeit wird Adrenalin produziert und dann wieder abgebaut. Unser Körper kann aber nicht unendlich viel Adrenalin produzieren, darum kommen wir nach spätestens dreißig Minuten wieder auf unser Ruhelevel zurück. Einige Betroffene beschreiben, dass ihre Panikgefühle länger als eine halbe Stunde dauern. Meistens ist die Panik am Ende aber nicht mehr so intensiv wie bei der Attacke selbst. Darum spricht man hier manchmal von Angstepisoden, die länger dauern.

Wenn wir uns gegen die Symptome wehren und dagegen ankämpfen, muss unser Körper immer wieder Adrenalin produzieren, weil er ja denkt, wir sind weiter in Gefahr. Es ist, als würden wir in ein loderndes Feuer noch weiter Öl hineinschütten. Die Flammen werden größer und größer und bäumen sich weiter auf. Angstgedanken sind wie Öl für das Feuer. Sie feuern die Flammen nochmals mehr an. Wenn wir also weitere Horrorbilder in unserem Kopf produzieren, hält dies die Panikattacke aufrecht. Wir geben damit der Angstzentrale im Gehirn nochmals Futter. Während wir mit der eben beschriebenen Übung genau das Gegenteil tun.

Mach dir noch mal bewusst: Dein Körper will dich eigentlich schützen. Eine Panikattacke ist nichts weiter als enorm viel Energie im Körper, die dir helfen soll, dich zu verteidigen oder wegzulaufen. Du aber interpretierst diese Vorgänge in deinem Körper ganz anders und denkst, dass dein letztes Stündchen geschlagen hat, und gießt damit Öl ins Feuer der Panik.

Darum kann für viele diese Übung ein echter Gamechanger sein. Wir steigen mit ihr nicht in die Angstspirale ein. Wir sitzen und atmen ruhig und lassen alles, was da tobt, an uns vorbeiziehen. Unser Nervensystem beruhigt sich von selbst, wenn wir die Panik nicht weiter befeuern.

Dein Nervensystem kann das. Glaub mir. Es hat das nämlich schon Hunderte Male gemacht, wenn du erschreckt wurdest, wenn du Stress hattest, wenn du ängstlich warst – dein Nervensystem ist immer wieder in den Ruhemodus zurückgekommen. Lass es seinen Job machen. Es beruhigt sich von selbst. Vertrau dir und deinem Nervensystem.

## MERK DIR DAS

Eine Panikattacke ist eine Fehlzündung. Bei einer Panikattacke schießt dein Nervensystem in die Höhe, weil es glaubt, du bist in Lebensgefahr. Die ausgelösten körperlichen Reaktionen bewertest du als lebensbedrohlich. Die Angstzentrale im Kopf hat den Alarmknopf gedrückt. Du kannst lernen, dein Nervensystem wieder herunterzuregulieren. Es hat sich schon Tausende Male von selbst herunterreguliert, wenn du aufgeregt warst oder dich erschreckt hast. Dein Nervensystem kann das. Steh ihm nicht im Weg, indem du durch weitere Horrorgedanken den Angstkreislauf aufrechterhältst. Setz dich hin und atme. Es kann dir nichts passieren. Du bist in Sicherheit.

## NIMM DIR DIESE GEDANKEN MIT

- Ich kann mein Nervensystem beruhigen.
- Mein Kopf und mein Körper haben diese Reaktionen produziert, also lassen sich diese auch rückgängig machen.
- Mein Nervensystem ist unruhig. Ich kann Ruhe reinbringen.
- Ich atme ein und atme aus. Atme ein und atme aus.
- Ich vertraue mir. Ich bin in Sicherheit.

## PROBIERE DAS AUS

Weißt du, wie sich dein Nervensystem im Entspannungsmodus anfühlt? Wenn du innerlich völlig ruhig und gelassen bist. Wenn du dir die Dinge zutraust, die auf dich zukommen. Wenn du flexibel darauf reagieren kannst. Wenn es dir gut geht und du in dir ruhst. Das müssen keine großen Momente sein, manchmal sind es kleine Augenblicke im Alltag. Wenn du das nächste Mal so einen Moment wahrnimmst, dann spüre etwas bewusster in diese innere Entspannung hinein. Zögere diesen Moment etwas länger hinaus, indem du genauer hineinspürst. Nimm wahr, wie sich diese Entspannung in deinem Körper anfühlt. Nimm die Ruhe in deinen Gedanken wahr. Nimm wahr, wie es sich gut in dir anfühlt. Und mach innerlich so etwas wie einen Schnappschuss von diesem Zustand.

Wenn du das nächste Mal aufgewühlt oder ängstlich bist, erinnere dich an deine innere Galerie genau dieser Schnappschüsse. Du kannst in den Zustand innerer Ruhe und Gelassenheit zurückfinden. Wie du es schon viele Male getan hast.

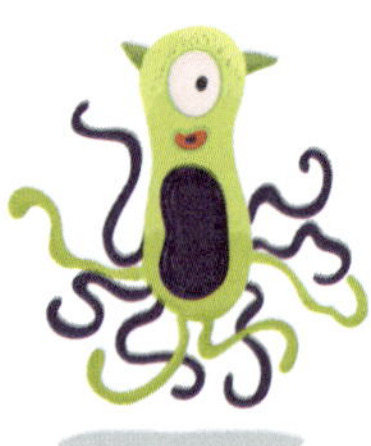

# TOOL #3: STRESSHORMONE »WEGBEWEGEN«

Adrenalin ist dafür zuständig, dass wir ganz schnell Energie bekommen. Adrenalin und das weniger bekannte Noradrenalin sind Stresshormone, die speziell bei kurzzeitigem Stress oder akuter Gefahr ihren Job machen. Der Körper wird mobilisiert – wir können handeln, weglaufen oder die Gefahr abwehren.

Ein weiteres Stresshormon, das zeitlich etwas später produziert wird, ist Cortisol. Es stellt dem Körper auch Energie zur Verfügung, ist aber etwas langsamer und träger. Cortisol wird dann ausgeschüttet, wenn wir länger in einer stressigen oder gefährlichen Situation sind. Es unterstützt den Körper, indem es unter anderem den Energieumsatz verringert, die Aufmerksamkeit verbessert, Entzündungen hemmt und den Blutdruck sowie die Atemfrequenz steigert. All dies soll uns helfen, in zeitlich andauernden stressigen Situationen länger durchzuhalten. Die Stresshormone haben eine anregende Wirkung auf das Herz-Kreislauf-System und machen uns leistungsfähiger.

Unser Körper bekommt durch die Stresshormone viel Energie, die jetzt erst mal zur weiteren Verwendung bereitsteht. Da wir aber gar nicht wirklich in Gefahr sind, finden wir keine Verwendung für diese Energie. Diese Power macht uns unruhig und fahrig. Wir haben kein Ventil, wo wir sie abfließen lassen können. Und sie macht uns auch Angst. Das Herz klopft schneller, die Atmung ist gesteigert, uns wird heiß und wir schwitzen – alles ganz normale Reaktionen des Körpers, die wir falsch interpretieren.

Wo also hin mit dieser Energie? Für viele Menschen ist die oben dargestellte Übung, sich bei einer Panikattacke hinzusetzen und alles durch sich fließen zu lassen, für den Beginn noch zu herausfordernd. Eben weil da zu viel Energie ist. Und weil ihnen die Angstgedanken einen Streich spielen. Die reden ihnen ein, dass ihnen gleich etwas Schlimmes passiert, und wenn sie diese Gedanken noch zu sehr glauben, können sie sich kaum in aller Ruhe hinsetzen und atmen. Wenn das bei dir der Fall ist, mach Folgendes: Beweg dich!

Das aufgestaute Adrenalin im Körper fordert uns auf, in Bewegung zu kommen. Wir haben ja nun die Energie, etwas zu leisten. Hinsetzen fühlt sich irgendwie falsch an. Außerdem ist es anfangs noch schwierig, einem aufgewühlten, panischen Körper zu sagen, dass er sich entspannt setzen soll. Das braucht einiges an Überwindung und auch Übung. Ich nenne es gern die Königsdisziplin bei der Angstbewältigung. Es braucht dich nicht zu verunsichern, wenn du es nicht gleich zu Beginn üben kannst, weil es dich überfordert. Alles zu seiner Zeit.

Da die Stresshormone Adrenalin und Cortisol durch moderate Bewegung abgebaut werden können, mach dir das zunutze. Wenn du dich das nächste Mal ängstlich fühlst, beweg dich. Viele Menschen beschreiben, dass ihnen Bewegung guttut, wenn sie aufgewühlt sind.

### IDEEN FÜR LEICHTE BEWEGUNG

- Spazierengehen oder zumindest eine Runde um das eigene Haus gehen
- Stufen auf- und absteigen
- Yoga oder einfache Dehnübungen
- Radfahren
- Hampelmänner, Kniebeugen
- Tanzen

## UND WENN DABEI GEDANKEN AUFTAUCHEN?

Konzentrier dich auf die Sache, die du tust. Steig nicht in weitere Horrorszenarien in deinem Kopf ein. Das ist ein sehr wichtiger Punkt. Da wir durch unsere Gedanken, in denen wir uns Horrorbilder vorstellen, die Angst weiter befeuern, ist es wichtig, Ruhe in den Kopf zu bekommen. Dazu werde ich noch weitere Übungen vorstellen, aber zu diesem Tool hier sei Folgendes gesagt: Angstgedanken ziehen unsere Aufmerksamkeit wie ein Magnet an sich. Das ist auch völlig logisch. Wen würde es schon kaltlassen, wenn er sich eine schlimme Konsequenz vorstellt? Natürlich steigen wir da mit all unseren Gefühlen und Körperempfindungen ein. Aber genau das ist das Problem. Die Angst präsentiert uns einen Gedanken im Kopf und wir glauben ihn. Wir bekommen Panik. Wir werden mit den Gefühlen mitgerissen. Und genau das bewirkt den Angststrudel.

Wenn du dich bewegst, um die Stresshormone in deinem Körper abzubauen, dann versuche, die Gedanken einfach ziehen zu lassen. Nimm sie wahr, aber lass sie ziehen. Wie Blätter in einem Fluss. Oder Wolken am Himmel. Wenn du sie nicht herauspickst und zu dir heranziehst, ziehen sie einfach weiter. Verbinde dich innerlich mit einer gelassenen Haltung und lass alles so sein, wie es ist. Wichtig ist auch hier, die Gedanken nicht weghaben zu wollen, nicht dagegen zu kämpfen. Denn du weißt ja, dass diese dann stärker werden. Jeder Gedanke darf so sein, wie er ist. Jedes Bild in deinem Kopf darf so sein, wie es ist. Du kämpfst nicht dagegen und drängst es auch nicht weg. Aber du ziehst es auch nicht an dich heran. Du lässt es einfach fließen. Widerstandslos. Dann ziehen Gedanken und Bilder einfach weiter.

Sei dabei geduldig mit dir. Angstgedanken können sehr aufdringlich und lästig sein. Eine gelassene, ruhige Haltung wird dir wahrscheinlich nicht bei der ersten Übung gelingen. Aber bleib dran. Du wirst sehen, es lohnt sich.

## MERK DIR DAS

Die Stresshormone Adrenalin und Cortisol, die dafür zuständig sind, dass wir Leistungen erbringen können, können uns auch ganz schön unruhig und nervös machen. Besonders dann, wenn wir nicht wissen, wo wir all diese Energie, die in unserem Körper bereitgestellt ist, unterbringen können. Bewegung kann uns dabei helfen, Stresshormone abzubauen. Mach dir dieses Wissen zunutze und beweg dich. Vielleicht muss deine Vorratskammer entrümpelt werden? Oder du willst eine Runde um dein Haus drehen? Vielleicht magst du auch Musik anmachen und ein bisschen tanzen? Bewegung, egal welcher Art, kann guttun.
Um den Stress im Körper langfristig und dauerhaft abzubauen, solltest du Bewegung fix in deinen Alltag einbauen und nicht immer erst dann, wenn du Angst hast. Körperliche Bewegung kann Anspannung abbauen und so helfen, den Cortisolspiegel zu senken.

## NIMM DIR DIESE GEDANKEN MIT

- Jeder körperliche Zustand geht vorbei.
- Aufregung bedeutet, dass Adrenalin produziert wird.
- Mein Nervensystem ist in Aufruhr. So wie dieser Zustand kommt, geht er auch wieder.
- Ich bewahre die Ruhe.

## PROBIERE DAS AUS

Bau täglich einen Spaziergang in deine Tagesroutine ein. Und wenn es nur fünf oder zehn Minuten sind. Natürlich gern auch länger. Der Kopf wird durchgelüftet, dein Körper wird gelockert und du kommst zur Ruhe. Konzentrier dich dabei bewusst auf Dinge, die du sehen, hören, riechen und wahrnehmen kannst. Ich hatte meine besten Einfälle für dieses Buch bei meinen täglichen Spaziergängen.

# TOOL #4:

## MORGENS SCHON UNRUHIG? ÄNDERE DEINE ROUTINE!

Bist du besonders morgens unruhig und nervös? Beginnt dein Gedankenkarussell schon, wenn du die Augen aufmachst? Hast du Angstgedanken bereits beim Aufstehen?

Viele Menschen, die unter Ängsten leiden, berichten, dass sie schon mit Unruhe und Nervosität aufwachen und sie diese Gefühle und die damit verbundenen Angstgedanken manchmal über den Vormittag begleiten. Oft wird es dann erst am Mittag wieder etwas ruhiger im Kopf und im Körper. Wie bereits beschrieben stellt Cortisol Energie im Körper bereit. Es erhöht die Atemfrequenz, den Blutdruck, die Aufmerksamkeit, die Körpertemperatur und den Blutzuckerspiegel. Der Cortisolspiegel verändert sich bei uns allen im Tagesverlauf. Nachts erreicht er seinen Tiefpunkt, da wir im Schlaf kaum Energie benötigen. Und nun kommt der wichtige Punkt: Früh am Morgen erreicht der Cortisolspiegel sein Maximum. Dies ist wichtig, damit der Aufwachprozess gestartet wird und wir in die Gänge kommen. Man nennt diesen Prozess Cortisol Awakening Response oder Cortisolaufwachreaktion.

Wenn nun im Körper Energie bereitgestellt wird, der Blutdruck ansteigt, die Atemfrequenz schneller wird und sich die Körpertemperatur erhöht, kann dies bei Menschen mit sehr feinen Antennen innere Unruhe und Nervosität auslösen. Viele verknüpfen einen schnelleren Herzschlag auch damit, dass wieder Angst und Panik im Vormarsch sind, und werden schon allein deswegen unruhiger und der Körper gerät unter Stress. Als Reaktion darauf wird wiederum vermehrt Adrenalin und Cortisol produziert. Dadurch werden wir noch unruhiger, weil so viel Energie im Körper vorhanden ist. Deswegen kann es sein, dass der Cortisolspiegel länger erhöht bleibt und wir uns längere Zeit unruhig fühlen. Und diese innere Unruhe kann unsere Ängste befeuern.

Ein weiterer Grund, warum Ängste besonders morgens auftreten, kann sein, weil wir zu dieser Tageszeit am meisten darüber grübeln, welche Dinge an diesem Tag anstehen. Vielleicht ein Arzttermin? Ein unangenehmes Telefonat? Ein wichtiges Gespräch? Vielleicht ein Meeting im Job, das uns Sorgen bereitet? Außerdem machen sich viele Menschen morgens Gedanken darüber, wie sie den Tag schaffen sollen. Es liegt noch dieser ganze lange Tag mit all seinen Herausforderungen vor ihnen. Das kann einschüchtern. Manchmal kauen wir schon morgens die verschiedenen Situationen durch und dies hält uns in sorgenvollen Gedankenschleifen fest. Wenn dann die ersten Stunden und Hürden geschafft und vielleicht gar nicht so schlecht gelaufen sind, beruhigen wir uns und deswegen ist für viele der Tag dann ab dem späteren Vormittag oder Mittag leichter.

## ACHT SCHRITTE FÜR EINEN RUHIGEREN MORGEN

- **Schritt 1:** Mach dir bewusst, dass die innere Unruhe morgens etwas mit wichtigen körperlichen Prozessen zu tun haben kann, weil das Cortisol seinen Job macht. Der Cortisolspiegel ist morgens am höchsten, damit wir in die Gänge kommen. Das ist lebenswichtig. Lass dich dadurch nicht aus dem Konzept bringen. Es ist nur das Cortisol!
- **Schritt 2:** Brich aus deinen Routinen aus! Wenn du morgens immer denselben Ablauf hast, werden sich auch immer wieder dieselben Gedanken, Gefühle und Körperempfindungen zeigen. Unser Körper kann gar nicht anders, als uns immer wieder dieselben Dinge zu präsentieren. Wie eine Gewohnheit. Wenn du also morgens andere Gedanken und

Gefühle haben möchtest, ändere deine Abläufe. Womit könntest du dein Gehirn überraschen, sodass es gar nicht in die altbekannten Schleifen einsteigen kann? Steh vielleicht früher auf. Dusche vor dem Frühstück, wenn du es sonst danach gemacht hast. Geh eine Runde spazieren, bevor du in die Arbeit fährst. Mach eine Yogaeinheit.

*Dein Gehirn wird so überrumpelt sein, dass es dir andere Gedanken und Gefühle präsentieren wird.*

- **Schritt 3:** Steh sofort auf, wenn du aufwachst! Sich im Bett hin und her zu wälzen und den neuen Tag in all seinen Einzelheiten durchzukauen, ist nicht unbedingt förderlich, um gut in den Tag zu starten. Am besten stehst du sofort auf, wenn der Wecker klingelt oder wenn du munter wirst. Dann haben die Grübelschleifen keine Chance.
- **Schritt 4:** Ändere dein Frühstück! Unsere Ernährung kann sich ungünstig auf den Cortisolspiegel auswirken. Zu viel Zucker, Kaffee oder Weizenmehl kurbelt die Produktion dieses Stresshormons an.
- **Schritt 5:** Überfordere dich nicht! Ein zu prall gefüllter Tagesplan führt dazu, dass wir am liebsten im Bett bleiben würden und uns verkriechen. Und manchmal führt er dazu, dass wir wie gelähmt von all diesen Terminen und To-dos in eine Erstarrung fallen. Nimm dir nicht zu viel vor. Arbeite deine Vorhaben Schritt für Schritt ab und plane genügend Pausen für die Erholung ein. Dein Kopf und dein Körper sollten genug Zeit haben, um regenerieren und um die Stresshormone abbauen zu können.
- **Schritt 6:** Akzeptiere die Gefühle, die da sind! Je mehr wir gegen die Gefühle und Gedanken kämpfen, umso stärker

werden sie. Das gilt auch für den Morgen. Behandle die unruhigen Gefühle am Morgen wie ungebetene Gäste, die sich selbst eingeladen haben: Lass sie da sein, aber schenke ihnen keine allzu große Aufmerksamkeit. Mach dir bewusst, dass sie von selbst wieder verschwinden, wenn du ihnen keinen Tee anbietest.

- **Schritt 7:** Ändere deinen Lebensstil! Stress treibt unseren Cortisolspiegel in die Höhe und chronischer Stress führt dazu, dass der Cortisolhaushalt grundsätzlich durcheinanderkommt. Ungesunde Ernährung, zu wenig Schlaf, zu viel Alkohol und zu wenig Flüssigkeit führen auch dazu, dass der Cortisolspiegel steigt. Nimm deinen Lebensstil unter die Lupe und verändere die Punkte, die deinem Körper nicht guttun.
- **Schritt 8:** Frag dich, was du dir Gutes tun kannst! Was brauchst du, um morgens gut in den Tag starten zu können? Eine beruhigende Atemübung? Einen Spaziergang? Journaling? Musik hören? Singen? Yoga? Ein nahrhaftes Frühstück? Bau in deine Morgenroutine etwas ein, auf das du dich freuen kannst und das dir guttut.

*Eine wichtige und schöne Frage:*
*Was könnte mir morgens guttun?*

MERK DIR DAS

Viele Menschen haben morgens mit innerer Unruhe zu tun. Hierfür gibt es eine logische, eine bio-logische Erklärung. Cortisol ist der Übeltäter. Das Wissen um diese biologischen Abläufe kann dabei helfen, dass wir entspannter mit dieser Unruhe umgehen. Außerdem dürfen wir unsere Routinen genauer unter die Lupe nehmen und verändern, wenn sie uns nicht guttun.

## NIMM DIR DIESE GEDANKEN MIT

- Ich gebe mein Bestes. Und das ist immer gut genug.
- Eins nach dem anderen. Schritt für Schritt.
- Ich werde den Tag meistern, so wie ich bis jetzt alle Tage gemeistert habe. In meinem Tempo. Mit innerer Ruhe.
- Ich vertraue mir. Und meinem Körper. Wir schaffen das.

## PROBIERE DAS AUS

Oft ist uns gar nicht bewusst, dass wir durch dieselben Routinen immer wieder dieselben Denkweisen und Gefühle auslösen. Überrasche deinen Körper. Fang mit einer kleinen Veränderung morgens an. Große Veränderungsziele setzen wir ohnehin meistens nicht oder nur kurzzeitig um. Trink Tee statt Kaffee. Hör deine Lieblingsmusik beim Aufstehen und tanze durch die Küche. Mach das Fenster ganz weit auf, stell dich davor, nimm ein paar tiefe Atemzüge und sag dir, dass du den Tag heute gut meistern wirst.

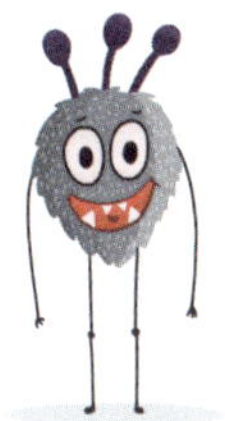

# TOOL #5:

## EINEN SCHRITT AUF DIE ANGST ZUGEHEN

Dinge, die uns unangenehm sind, vermeiden wir am liebsten. Ist ja auch völlig logisch. Wer setzt sich schon gern mit Dingen auseinander, die ihm Angst machen, die ein komisches Gefühl machen oder einfach unangenehm sind?

Bei Angst und Panik ist das Vermeidungsverhalten recht typisch. Wir vermeiden es, mit der U-Bahn zu fahren, wenn wir dort schon einmal eine Panikattacke hatten. Wir vermeiden es, auf der Autobahn zu fahren, wenn wir dort Angstanfälle kennen. Wir vermeiden es, mit Aufzügen zu fahren, weil jedes Mal ein komisches Gefühl auftaucht, wenn die Tür zugeht. Wir vermeiden also bestimmte Situationen. Aber nicht, weil uns die Sache an sich Angst macht. Viele Menschen sind jahrelang problemlos Autobahn gefahren, bevor sie Panikattacken bekamen. Wir meiden etwas, weil wir Angst davor haben, dass dort die Angst oder Panik kommt.

Wir haben also Angst davor, dass diese Situation Angst in uns auslöst. Darum vermeiden wir sie. Wir haben keine Angst vor der Supermarktschlange. Oder vor dem Meeting. Oder vor dem Zugfahren. Oder vor dem Autofahren. Wir haben Angst davor, dabei ein Gefühl des Kontrollverlusts zu bekommen. Wir haben Angst davor, dabei eine Panikattacke zu bekommen und nicht schnell genug wegzukommen. Wir haben Angst davor, dass uns dann niemand helfen kann. Eigentlich haben wir Angst vor unseren eigenen Reaktionen in dieser Situation. Und so machen das Menschen, die unter Ängsten und Panik leiden, sehr oft: Sie vermeiden bestimmte Situationen. Weil sie das Gefühl haben, sie können diese Situation nicht aushalten. Sie würde so schlimme Gefühle in ihnen verursachen.

Wenn wir in die Nähe einer U-Bahn kommen, sperrt sich schon alles in uns und unsere Angstzentrale wittert Gefahr. Also ist für uns die logischste Konsequenz, das jetzt ganz einfach nicht mehr zu tun. Das Doofe ist nur, dass sich das bei Panikattacken zum Beispiel auf ganz alltägliche Dinge bezieht, wie Einkaufengehen oder eben Autofahren. Soll man das nun sein ganzes Leben lang vermeiden? Manche Menschen machen das tatsächlich. Blöd nur, dass durch Vermeidung die Angst stärker wird. Weil wir unserem Gehirn damit immer wieder bestätigen: Ja, diese Situation ist so gefährlich, das machen wir lieber nicht mehr. So bestärken wir mit jeder Vermeidung die Angst.

*Wir geben der Angst recht. Wir stimmen ihr jedes Mal zu, wenn wir eine Sache vermeiden.*

Wir sagen ihr jedes Mal wieder: Diese schreckliche Sache machen wir nicht mehr. So wird die Angst größer. Sie nimmt immer mehr Raum ein. Bei manchen Menschen führt das dazu, dass die Angst so groß wird und sich auf so viele Bereiche ausdehnt, dass sie kaum mehr das Haus verlassen können. Oder nur mit Begleitung. Schauen wir uns also an, was man konkret tun kann.

## KENNST DU DEIN ZIEL?

Fährst du in den Urlaub, ohne zu wissen, wohin? Du willst vielleicht nicht nach Spanien und nicht nach Griechenland und nicht nach Italien. Aber weißt du jetzt, wo du hinwillst? Oder: Willst du eine Sprache lernen, ohne zu wissen, welche? Du willst nicht Englisch und nicht Italienisch und nicht Russisch lernen. Aber weißt du jetzt, was du lernen willst? Um zu erwünschten Ergebnissen zu kommen, müssen wir wissen, was wir wollen.

Viele Menschen, die unter Angst und Panik leiden, wissen eines: Sie wollen KEINE Angst und Panik mehr haben. Okay, das ist schön und gut, aber was genau wollen sie? Ich möchte im Aufzug keine Angst mehr haben. Ich möchte keine Angst mehr haben, eine Krankheit zu bekommen. Ich möchte morgens nicht mehr nervös sein. Ich möchte mich vor anderen nicht mehr schämen. Aha. Aber was willst du? Was willst du statt der Angst und statt der Panik? Was soll sich verändern? Was muss anders werden? Wie soll es werden?

Ganz oft bekommt man hier die Antwort: Ich habe keine Ahnung. Doch wenn wir keine Ahnung haben, wird sich auch nichts verändern. Daher möchte ich dich fragen: Wenn du dir selbst Dinge beibringst, gehst du vorher alle Optionen durch, die du nicht willst? Wenn du dir beibringen möchtest, was die Antwort auf 2 × 2 ist, sagst du dir dann: 2 × 2 ist nicht 12 und 2 × 2 ist nicht 5 und 2 × 2 ist nicht 21 und 2 × 2 ist nicht 8?

Das wäre ziemlich mühsam, wenn man alle Zahlen durchdenken muss, bis man ans Ziel kommt. Außerdem ist es ziemlich verwirrend. Und es ist fraglich, ob man jemals ans Ziel kommt, denn man könnte ja endlos Zahlen durchgehen, die nicht das Ergebnis von 2 × 2 sind.

Und nun stelle ich dir die Frage: Wirst du bei der Bewältigung deiner Ängste vorankommen, wenn du nur weißt, was du nicht willst? Was du nicht mehr haben willst? Wie du nicht mehr sein möchtest? Was in deinem Leben nicht mehr vorkommen soll? Wird dich das weiterbringen? Wohl kaum. Denn dein Gehirn kann damit nichts anfangen. Es weiß ja nicht, was es lernen soll. Es hat kein Ziel. Du wirst auf keine neuen Ideen und Lösungen kommen, wenn du nicht weißt, was du konkret willst. Du wirst dich Tag für Tag abmühen und im Kreis drehen und immer wieder in denselben Gedanken herumrühren, was du eigentlich nicht willst. Welche Methode wäre also effizienter?

2 × 2 ist 4? Bingo!

## KLARE ZIELE SETZEN

Wenn du in den Urlaub fahren willst, musst du wissen, in welches Land, damit du die Route planen kannst und dann auch wirklich an deinem Ziel ankommst. Wenn du eine Sprache lernen willst, dann musst du wissen, welche, damit du den richtigen Sprachkurs buchen und die entsprechenden Vokabeln lernen kannst. Wenn du Angst und Panik bewältigen willst, musst du dir klare Ziele setzen, die du erreichen willst. Du musst wissen, was du willst.

Dies kannst du dann in kleine Schritte unterteilen, denn du willst dich ja nicht überfordern. Wenn du eine neue Sprache lernen willst, beginnst du auch mit den ersten Wörtern und hast nicht die Idee, innerhalb einer Woche die neue Dolmetscherin der Regierung zu werden, oder? Du gehst wahrscheinlich auch Schritt für Schritt vor. Wenn du dich gleich zu Beginn völlig überforderst, wirst du sicherlich bald aufhören zu üben. Wenn das Ziel zu groß ist, dann schüchtert uns das ein. Das ist ganz normal. Wenn es sich unerreichbar anfühlt, dann lassen wir es lieber bleiben. Setz dir deine Ziele also so klein wie möglich.

Man nennt die Vorgehensweise, die dir in der nächsten Übung begegnet, auch Konfrontation. Weil man sich mit angstauslösenden Situationen konfrontiert. Der Hintergrund solcher Übungen ist, das Vermeidungsverhalten abzubauen. Und seinem Kopf und seinem Körper zu zeigen, dass hier keine Gefahr besteht. Es geht darum, das Nervensystem aus seinem Modus »Lebensgefahr« herauszuholen und wieder in den Modus »Sicherheit« zurückzuwechseln.

### DEIN ZIEL FINDEN

Überleg dir, was deine Ziele sein sollen. Ganz konkret. Was soll anders werden? Wo möchtest du Vermeidung aufgeben? Was möchtest du konkret erreichen?
Nehmen wir ein Beispiel: Sagen wir, du bekommst Angstgefühle und Panikattacken im Bus. Eine Zeit lang hast du das Busfah-

ren gemieden. Wenn du schon ans Busfahren denkst, wird dir schwindelig. Was könnte dein Ziel sein?
»Ich möchte wieder entspannt mit dem Bus fahren können.«
Gut, das ist ein positiv formuliertes Ziel. Wir wissen jetzt, was du konkret möchtest.
Eine stundenlange Busfahrt würde dich für den Beginn allerdings noch völlig überfordern. Was könntest du dir als kleines Ziel setzen, damit du es umsetzen kannst?
»Ich möchte in der Stadt eine Station weit mit dem Bus fahren.«
Okay, eine Station in der Stadt, da sitzt du wahrscheinlich höchstens eine Minute im Bus. Das hört sich gut an. Da kann sich dein Nervensystem erst mal an die Situation gewöhnen. Das ist ein gutes Ziel.
Wie oft wirst du das üben müssen, um gut dranzubleiben?
»Ich möchte pro Woche zweimal mit dem Bus in der Stadt eine Station weit fahren.«
Toll, das ist ein konkretes, überschaubares Ziel.

Wenn du anfangs eine Person brauchst, die diese Übungen gemeinsam mit dir macht, ist das völlig in Ordnung. Es geht darum, deinem Nervensystem beizubringen, dass es in Sicherheit ist. Dass keine Gefahr herrscht. Sei dir bewusst, dass die Angstzentrale deines Gehirns anfangs noch laut »Alarm« schreien wird, wenn du deine Übungen beginnst. Das ist ganz normal. Du darfst deine Angst an der Hand nehmen und ihr sagen, dass ihr das jetzt gemeinsam macht. In ganz kleinen Schritten. Sodass sie sich wieder daran gewöhnen kann, dass hier alles in Ordnung ist. Das braucht oft wirklich viel Übung.

Pack dir auf alle Fälle Methoden ein, die dich dabei unterstützen, dein Nervensystem zu beruhigen. Diese können dir dabei helfen, die Mechanismen, die dein Angstzentrum auslöst, wieder herunterzufahren. Du wirst in diesem Buch noch einige finden. Denn der wichtigste Lernprozess hier soll sein: »Ich kann auf mein Nervensystem einwirken. Mein Nervensystem beruhigt sich wieder. Es fährt wieder herunter. Es bleibt nicht auf diesem hohen Level. Es ist eine Fehlzündung. Es passiert mir nichts.« Damit bekommst du immer mehr die Sicherheit zurück, die uns oft verloren gegangen ist.

## SEI SANFT MIT DIR

Es geht nicht darum, diese Zielsituationen irgendwie auszuhalten und durchzustehen und sich dabei nur irgendwie abzulenken. Denn dann lernt dein Gehirn nichts Neues. Es bleibt in der Angstspirale gefangen. Das ist auch der Grund, warum so viele Betroffene berichten, dass sie sich ihren Ängsten stellen, manchmal schon jahrelang, sich die Intensität der Angst aber nicht verändert. Wenn ich dann nachfrage, was sie während der Konfrontation mit den Ängsten machen, bekomme ich vielfach die Antwort: »Ich lenke mich ab, ich versuche, die Angst wegzudrängen, ich denke schnell an etwas anderes.« Eigentlich vermeiden sie die Angst dann weiterhin – zumindest gedanklich. Auch wenn sie sich im Außen der Angst stellen. Aber ihrem Gehirn vermitteln sie dadurch: Zur Angst schauen wir lieber nicht, das ist zu gefährlich. Und was lernt das Gehirn dadurch? Dass diese Situation wirklich gefährlich ist. Und somit wird es weiterhin Angst produzieren. Wenn du dich deinen Ängsten also stellst, sie im Kopf aber weiterhin dabei vermeidest, lernt dein Gehirn zu wenig dabei.

Es geht darum, sich Methoden und Haltungen zuzulegen, die du in solchen Situationen nutzen kannst. Und damit dem Gehirn zu zeigen: »Es ist hier alles okay. Du kannst die Angstreaktionen wieder rückgängig machen.« Du kannst dein Nervensystem immer unterstützen, indem du ruhig atmest, deine Muskeln lockerst und Ruhe in Kopf und Körper bringst.

*Lass dir bei diesen Übungen Zeit*
*und überfordere dich nicht.*
*Geh Schritt für Schritt vor. Gönn dir Pausen.*
*Aber bleib dran. Wir schaffen das.*

Wenn du sehr starke Ängste hast, die schon lange bestehen, kann es sein, dass du dich von so einer Konfrontationsübung völlig überfordert fühlst und schon eine Station zu fahren (oder was du auch immer üben magst) viel zu viel für dich ist. Und das ist völlig okay. Ich kannte das auch. Bei mir hat oft schon der Gedanke an eine bestimmte Situation starke Angstanfälle ausgelöst. Mach dir klar, dass dies auch zur Angst gehört. Dein Nervensystem wittert Gefahr und möchte, dass du aus der Situation fliehst. Lass dir Zeit. Überstürze nichts. Ein kleiner Schritt genügt. Lass deinem Nervensystem Zeit. Auch ein kleiner Schritt ist ein Schritt. Du bist in Sicherheit.

Vielleicht helfen dir diese Zeilen, die du der Panik sagen kannst, wenn sie sich in so einer Übungssituation zeigt: »Liebe Panik, du möchtest, dass ich aus dieser Situation schnellstmöglich flüchte, weil du glaubst, ich bin in Gefahr. Ich könnte das auch zu jedem Zeitpunkt tun, denn ich bin ein freier Mensch, habe einen freien Willen und kann tun, was auch immer ich möchte. Weil ich jederzeit die Möglichkeit habe, jede Situation zu verlassen, und mir diese Freiheit bewusst ist, kann ich auch noch etwas bleiben. Ich beruhige erst mal mein Nervensystem und schaue, was passiert. Ich bin in Sicherheit.«

## MERK DIR DAS

Es ist ganz normal, dass wir Situationen, die unangenehme Gefühle in uns auslösen, vermeiden wollen. Wenn du diese Dinge aber nicht dein Leben lang vermeiden willst, geht es Schritt für Schritt darum, sich den Ängsten zu stellen. Dafür braucht es vorab ein klares Ziel. Denn unser Gehirn soll ja wissen, was wir konkret von ihm wollen. Pack dir deine besten Beruhigungsmethoden ein, mach dir noch mal klar, dass deine Angstzentrale im Kopf wahrscheinlich ein paar Fehlzündungen produzieren wird, die dir aber nichts anhaben können, und los geht's!

## NIMM DIR DIESE GEDANKEN MIT

- Ich bin viel stärker als das.
- Ich kann viel mehr schaffen, als ich mir jetzt zutraue.
- Ich gehe Schritt für Schritt auf meine Angst zu. Ich schaue ihr sogar in die Augen. Und bleibe selbst ruhig.
- Ich darf auch wieder einmal einen Schritt zurückgehen, wenn ich mich überfordert habe. Aber ich bleibe dran.
- Ich schaffe das.

## PROBIERE DAS AUS

Konfrontation kann auch im Kopf stattfinden. Geh gedanklich die Situation durch, die dir Angst macht. Vom Beginn bis zum Schluss. Oft reagiert unsere Angstzentrale ja schon auf die gedankliche Vorstellung und wir empfinden Angst. Schau, wie dein Körper reagiert. Bring auch jetzt Ruhe in deinen Körper. Nutze dies sozusagen als »Trockenübung«. Du kannst dich so auf deine Übungen vorbereiten und deinem Kopf und deinem Körper schon im Vorfeld Sicherheit vermitteln. Auch hier gilt: Überfordere dich nicht. Schließ die Übung nach einer gewissen Zeit ab und beschäftige dich mit etwas anderem als der Angst. Wir wollen ihr ja kein Dauerticket für unseren Kopf geben.

# TOOL #6:

## DREH DEN SCHEINWERFER VON DIR WEG

Wenn wir länger unter Angst und Panik leiden, liegt oft ganz viel von unserem Fokus auf dem Körper. Es ist, als würde der Körper unsere ganze Aufmerksamkeit auf sich ziehen. Menschen, die unter Ängsten bezüglich Krankheiten leiden, beobachten ihren Körper fast ständig. Was ist das schon wieder für ein Zwicken? Ist das mein Blinddarm? Ist das ein Anzeichen für einen Tumor? Hat der Arzt bei der letzten Untersuchung etwas übersehen? Werde ich das überleben? Werde ich meine Kinder noch aufwachsen sehen? Werde ich das nächste Weihnachten noch erleben? So oder so ähnlich gestalten sich endlose, nervenzehrende und auslaugende Selbstgespräche.

Auch Menschen, die unter Panikattacken leiden, beobachten ihren Körper intensivst, um bei der kleinsten eigenartigen Regung, die auf eine Panikattacke hindeuten könnte, reagieren zu können. Ist mir zu heiß? Bekomme ich eigentlich richtig Luft? Hat mein Herz gerade unregelmäßig geschlagen? Ist da ein Druck auf meiner Brust? Oft haben Betroffene den ganzen Tag mit ihren Körpersignalen zu tun.

Körpersignale, so habe ich die körperlichen Reaktionen genannt, die angstvoll bewertet werden, aber keine bedrohliche Ursache haben. Ich nenne sie bewusst nicht Symptome. Denn das ist ein medizinischer Begriff und dafür gibt es zumeist eine Ursache. Körpersignale sind hingegen normale Körperempfindungen oder -reaktionen, die angstvoll bewertet und dadurch stärker werden. Wenn wir die Angst reduzieren oder auflösen können, verschwinden die Körpersignale meist vollständig. Sie entstehen dann, wenn wir etwas im Körper spüren, das wir nicht einordnen können und das uns unsicher macht. Die Angstzentrale im Gehirn schaltet sich ein und setzt uns gleich ein paar Horrorszenarien vor, wie schlimm es um unsere Gesundheit steht. Körper und Gefühle steigen mit in den Kreislauf ein. Wir fokussieren immer stärker auf die Körperregion, die uns Unbehagen bereitet. Und alles, worauf wir unseren Fokus enorm stark richten, wird stärker. Ganz besonders, wenn wir ängstlich dabei sind. Der Druck auf der Brust verschwindet einfach nicht mehr. Der Kloß im Hals bereitet uns immer mehr Sorgen. Der unregelmäßige Herzschlag taucht immer öfter auf.

Glaub mir, ich weiß, wovon ich spreche. Ich hatte in den Jahren meiner Angsterkrankung unzählige Körpersignale, die sich abwechselten. Wenn das eine verschwand, tauchte ein anderes auf. Wenn dies wieder verschwand, kam das alte Signal wieder zum Vorschein und so weiter.

Das Spannende ist, dass die allermeisten Menschen körperliche Empfindungen wie ein Zwicken da, einen unregelmäßigen Herzschlag dort oder mal einen Druck auf einem Körperteil haben. Menschen, die nicht unter Angstthemen leiden, bewerten diese Körperempfindungen aber zumeist nicht als bedrohlich und darum verschwinden sie auch sehr schnell wieder. Der Unterschied liegt also in der Bewertung der Körpersignale. Menschen ohne Angstthema bewerten sie einfach nur anders. Nämlich nicht als gefährlich.

## DEN SCHEINWERFER UNABLÄSSIG AUF DEM KÖRPER?

Bei Menschen mit Angst- und Panikzuständen ist es so, als würde ein Scheinwerfer auf den Körper strahlen und ihn unablässig abscannen, ob etwas Merkwürdiges oder potenziell Gefährliches vor sich geht. Und hier reden wir nicht von einem kleinen Scheinwerfer oder dem Strahl einer Taschenlampe, sondern wir sprechen eher von einem Scheinwerfer für ein Fußballfeld. Einem Scheinwerfer, dem nichts entgeht.

Betroffene haben oft unzählige Arztbesuche hinter sich, um immer wieder ihren Körper durchchecken zu lassen. Um immer wieder mit demselben Ergebnis nach Hause zu kommen: »Sie sind gesund. Sie haben nichts.« Sie wünschen sich aber eigentlich nur eines: dass die Körpersignale aufhören und sie endlich wieder das Vertrauen in ihren Körper und in das Leben zurückbekommen.

## WIE KANNST DU DEN SCHEINWERFER UMLENKEN?

Lass körperliche Symptome immer einmal ärztlich abklären. Wenn die Körperempfindungen von der Angst kommen, dann mach dir klar: Alles, worauf du mit der Angst deinen Fokus richtest, wird stärker. Der Druck auf der Brust wird stärker, wenn du den Fokus darauf richtest. Dein Herzschlag wird schneller, wenn du dich darauf konzentrierst. Deine Atmung fühlt sich komisch an, wenn du angestrengt in dich hineinhörst. Der Kloß im Hals fühlt sich noch größer an, wenn du deine Aufmerksamkeit darauf lenkst. Der Schwindel wird immer angsteinflößender, wenn du deine Gedanken dorthin richtest.

Wenn du unter Ängsten leidest, wirst du diese Beobachtungen wahrscheinlich nicht völlig neutral und wertfrei machen – sondern begleitet von Angstgedanken. Und diese schaukeln den Angstprozess dann nochmals auf. Mach dir klar, dass es deine Bewertung dieser Körperempfindungen ist, die deine Angstgefühle auslöst.

Viele Menschen tendieren nun dazu, sich entweder immer mehr auf die Empfindungen zu konzentrieren oder mit aller Kraft nicht daran zu denken und sich abzulenken. Ich darf dir eines verraten: Beides funktioniert langfristig nicht. Denn wie gesagt: Alles, worauf wir ängstlich unsere Aufmerksamkeit richten, wird stärker. Und alles, was wir verdrängen, holt uns sowieso wieder ein. Es muss also einen Mittelweg geben. Und genau diesen Mittelweg gibt es auch.

### SCHRITT FÜR SCHRITT DEN FOKUS LENKEN

- Schritt 1: Nimm das Körpersignal wahr. Wertfrei und neutral. »Aha, ich spüre einen Druck auf der Brust.«
- Schritt 2: Ordne es als Körpersignal ein. Nämlich als Körperempfindung, die eigentlich jeder einmal hat und die ausschließlich von der Angst verstärkt wird. Wertfrei und neutral. »Dieses Körpersignal gehört zur Angst.«
- Schritt 3: Wenn Angstbewertungen dazu auftreten, wie zum Beispiel, dass das jetzt etwas Lebensbedrohliches sein muss, dann sag dir ganz klar: »Aha, das ist jetzt die Meinung der Angst dazu. Ich weiß aber, dass ich gesund bin.«
- Schritt 4: Mach dir bewusst, dass dieses Körpersignal ganz automatisch wieder verschwindet.
- Schritt 5: Dreh den Scheinwerfer von deinem Körper weg und mach etwas anderes. Sei dir im Klaren, dass eine Fokussierung auf das Signal gemeinsam mit Angst dieses verstärkt. Sag deiner Angst: »Es ist okay, dass das Körpersignal gerade da ist. Ich mache aber trotzdem meine Sache (den Haushalt, den Sport …) weiter.«

Kämpfe nicht dagegen. Aber nimm eine klare Haltung dazu ein. Du lässt dir von der Angst nicht dein Leben diktieren, sondern nimmst es selbst in die Hand. Es geht darum, dass du das Körpersignal sehr wohl wahrnimmst, es nicht leugnest oder verdrängst, aber dann nicht weiter die Aufmerksamkeit dort lässt. Nachdem du es wahrgenommen und eingeordnet hast, entscheidest du dich bewusst dazu, dich mit etwas anderem zu beschäftigen. Du ziehst die Aufmerksamkeit vom Körpersignal ab und gibst der Angst keine Bühne, um ihre Dramen weiter aufzuführen.

Für mich war dieses Wahrnehmen und Einordnen ein ganz wichtiger Meilenstein bei der Angstbewältigung. Früher befasste ich mich entweder hektisch und panisch mit einem Körpersignal oder versuchte es mit aller Macht zu vergessen, weil ich so große Angst davor hatte. Erst als ich mit einer klaren und selbstbewussten Haltung hinschaute, es wahrnahm und es richtig einordnete, verlor es seine Macht.

Auch bei dieser Übung darfst du geduldig mit dir sein. Die Ängste und Sorgen, die unsere körperliche Gesundheit betreffen, sind existentiell und darum oft sehr stark. Wahrscheinlich lassen sich diese Sorgen nicht überwinden, während du diese Übung das erste oder zweite Mal machst. Hier braucht es einiges an Ausdauer. Bestimmt musst du es viele Male wiederholen. Die Angstzentrale, die sofort anspringt, wenn ihr auf der körperlichen Ebene etwas ungewohnt oder bedrohlich vorkommt, darf hier immer wieder beruhigt, aber auch in die Schranken gewiesen werden.

### MERK DIR DAS

Wenn wir unter Ängsten leiden, ist es recht typisch, dass wir jedes Zwicken und jedes Zwacken im Körper angsterfüllt interpretieren und uns Horrorszenarien vorstellen. Wir beschäftigen uns dann manchmal stunden- oder tagelang mit diesem Körperbereich und hören immer wieder in uns hinein. Das aber macht leider das Zwicken und Zwacken nur größer und stärker. Das wiederum macht die Angst größer und schon sitzen wir mitten in der Angstspirale. Mach dir klar, dass diese Bilder im Kopf nur eine Meinung und Bewertung der Angst sind. Dreh dann den Scheinwerfer von deinem Körper weg und mach etwas anderes. Das Körpersignal verschwindet von selbst, wenn du ihm die Aufmerksamkeit entziehst.

### NIMM DIR DIESE GEDANKEN MIT

- Ich bin gesund. Ich lasse mir von der Angst sicher nichts anderes einreden.
- Ich vertraue meinem Körper, dass er funktioniert.

### PROBIERE DAS AUS

Wenn dir deine Angst wieder einmal ein Körpersignal präsentiert, trickse deinen Kopf aus. Finde eine völlig irrwitzige Erklärung für dieses Körpersignal. Und sei felsenfest davon überzeugt, dass diese Erklärung wirklich stimmt. Wenn sich dein Daumen kribbelig anfühlt, dann sag dir, dass das ja völlig logisch ist, weil du ihn vorher fünf Minuten in eiskaltem Wasser hattest (was du natürlich nicht hattest). Wenn dein Herz stark klopft, dann sag dir, dass dieser Marathon aber auch wirklich eine Herausforderung war (du bist natürlich keinen Marathon gelaufen). Wenn du einen Druck auf der Brust hast, dann komm zu der Erkenntnis, dass du die Brustübungen im Fitnessstudio das nächste Mal unterlassen solltest (du hast natürlich keine Brustübungen gemacht). Vielleicht mag sich das für dich erst mal eigenartig oder lustig anhören. Meine Körpersignale, die mich manchmal wochenlang »verfolgt« haben, waren oft schlagartig weg, wenn ich eine völlig irrwitzige Erklärung gefunden hatte, die die der Angst widerlegte und die ich felsenfest verteidigte. Ich hatte meinen Kopf ausgetrickst. Denn wenn mein Kopf mir völlig unlogische, angsteinflößende Erklärungen liefern kann, hab ich noch bessere, auch unlogische, aber völlig harmlose auf Lager.

## NOCH MAL ALS HINWEIS

Körperliche Symptome sollen immer ärztlich abgeklärt werden. Diese Übungen sind hilfreich bei körperlichen Signalen, die von der Angst ausgelöst werden und keine körperliche Ursache haben. Erkrankungen sollen immer ärztlich begleitet werden.

# TOOL #7:

## LASS DEINEN KÖRPER SICHERHEIT ERLEBEN

Wie du schon weißt, wirkt sich Angst auf unseren Körper aus. Adrenalin und Cortisol sorgen dafür, dass wir leistungsfähiger sind. Die Stresshormone sorgen aber auch dafür, dass gewisse Prozesse im Körper gestoppt werden, die für Kampf oder Flucht nicht gebraucht werden. Die Verdauungstätigkeit wird herabgesetzt, die Muskelregeneration wird gehemmt, das Immunsystem wird unterdrückt. Für kurze Zeit macht das durchaus Sinn, weil unser Körper nur mit der Stress- oder Gefahrenbewältigung beschäftigt ist. Sind die Stresshormone jedoch langfristiger aktiv und kommt unser Körper selten in den Entspannungsmodus, wirkt sich das nachteilig auf die Gesundheit aus.

Der Entspannungsmodus ist wichtig für Körper und Geist, weil wir dabei regenerieren und wieder zu Kräften kommen. Darum fühlen sich viele Menschen mit einer langen Angstgeschichte auch völlig schlapp und kraftlos und leiden unter Schmerzen oder verschiedenen Körpersignalen. Weil es richtig kräftezehrend ist, ständig angespannt zu sein und immer gegen die Angst zu kämpfen. Bei Angst ist unser Nervensystem im Alarmmodus und glaubt, wir sind in Gefahr. Bei Entspannung ist unser Nervensystem im Ruhemodus und fühlt Sicherheit. Es geht also immer darum, in das Gefühl von Sicherheit zurückzukommen.

Sich um Entspannung zu kümmern, ist sicher für jeden wichtig, aber für Menschen mit Angstthemen umso mehr. Vielen ist diese Grundanspannung im Körper gar nicht mehr bewusst, weil sie schon lange Zeit damit leben. Und ganz viele stellen auch keine

Verknüpfung zu ihrem Angstthema her, wenn sie beispielsweise schon lange an Nackenverspannungen leiden.

Für mich war es enorm wichtig, zu lernen, wie ich mein Nervensystem regulieren kann. Wie ich in die Entspannung finden kann. Denn wenn das Nervensystem durch Ängste oder ein Trauma oder viel Stress sehr überreizt und aufgewühlt ist, geht es erst mal darum, zur Ruhe zu kommen. Durchzuatmen. Auf Pause zu drücken und im Hier und Jetzt anzukommen. Jedem hilft dabei etwas anderes. Hier gibt es kein »Rezept«, das bei jeder und jedem wirkt. Für mich war die Natur eine sehr wichtige Helferin, um zur Ruhe zu kommen. Auf Wiesen zu spazieren oder im Wald zu sein kann uns helfen, uns auf den Boden zurückzuholen, wenn wir mit unseren Gedanken viel zu schnell und hektisch unterwegs sind. Die Natur verlangt nichts von uns. Wir müssen nichts leisten. Die Natur ist einfach da. Wir dürfen sie nutzen. Vielleicht hast du auch schon sehr gute Erfahrungen mit ihr gemacht oder aber dir hilft etwas ganz anderes.

## KÖNNEN WIR GEMEINSAM ETWAS ZUR RUHE KOMMEN?

Überlege für dich, was dir hilft, bei dir anzukommen und zur Ruhe zu kommen. Wobei fühlst du dich entspannt? Kennst du es noch, dieses Gefühl, wenn du ganz bei dir selbst bist? Wenn du ruhig ein- und ausgeatmet hast und in deine Ruhe findest?

Vielleicht war es nur ein kurzer Moment, aber vielleicht erinnerst du dich daran, wann dein Körper das letzte Mal so richtig aufgeatmet hat. Wann sich das letzte Mal alles so richtig locker und leicht in dir angefühlt hat. Wann du tief geseufzt hast und alle Anspannung aus deinem Körper geflossen ist. Wann du tiefes Vertrauen in dich gespürt hast. Sicherheit.

Vielleicht war es bei einem Blick aus deinem Fenster in den Himmel. Vielleicht bei einem Gespräch mit einem vertrauten Menschen. Vielleicht als dir etwas gelungen ist. Als du ein bestimmtes

Lied gehört, dich an etwas erinnert oder ein gutes Buch gelesen hast. Dich ganz besonders wohl gefühlt hast.
Erinnere dich an einen Moment, in dem alles ruhig in dir war. Keine aufdringlichen Gedanken, keine tobenden Gefühle, keine Missempfindungen im Körper. Du warst einfach nur da. Im Moment. In aller Ruhe. Achtsam mit dir selbst. Im Hier und Jetzt. Nichts müssen. Nichts sollen. Einfach nur da sein.
Wenn du jetzt gerade so ein Wohlgefühl wahrnimmst, dann speichere es dir innerlich ab, damit du immer wieder darauf zugreifen kannst. So fühlt sich dein Nervensystem an, wenn es in Ruhe ist.
Und nun mach dir bewusst, dass diese Momente Balsam für dein Nervensystem sind. Es regeneriert. Es kommt zur Ruhe. Es lernt, dass diese angenehmen Zustände möglich sind. Es bemerkt, dass es da noch andere Zustände gibt als Aufgewühltsein und Angsthaben. Es gibt auch Vertrauen, Sicherheit und innere Ruhe.
Und nun mach dir klar, dass du verantwortlich dafür bist, diese Zustände in dir hervorzurufen. Du darfst deinem Nervensystem zeigen, dass es diese Zustände auch noch gibt. Und je öfter du sie willentlich hervorrufst, umso öfter kann dein Nervensystem automatisch in diese Zustände wechseln. Durch die Angst hat dein Nervensystem verlernt, dass es auch diese Ruhezustände gibt. Erinnere dein Nervensystem immer wieder daran. Führe es ganz bewusst in dieses Wohlgefühl zurück. Dein Nervensystem verharrt ganz oft im »falschen« Zustand und denkt, du bist in Gefahr. Bring es in Sicherheit. Zeig ihm, dass es nicht auf alle möglichen Auslöser reagieren muss, die es als gefährlich einordnet. Ihr seid in Sicherheit. Alles ist gut. Atme ruhig ein und lange aus. Angst ist nichts weiter als ein Aufgewühltsein. Wenn du diesen Zustand ändern willst, komm bewusst zur Ruhe.
Und erinnere dich immer wieder an das Gefühl, das du abgespeichert hast. Bau es in deinen Alltag ein. Verbinde dich immer wieder damit. Und mach dir klar: Angst ist ein Zustand. Nur einer. Es gibt noch enorm viele andere.

## WAS KANNST DU KONKRET FÜR DIE ENTSPANNUNG TUN?

Viele Menschen brauchen konkrete Methoden oder Übungen, um zur Ruhe zu kommen. Finde für dich heraus, welche Entspannungsmethoden du in dein Leben einbauen willst. Es gibt ja eine breite Palette von Richtungen, in die man gehen kann, und hier passt nicht alles für jeden. Wie wäre es mit:

- Bewegung in der Natur, Waldspaziergänge
- Yoga, Dehnübungen, Qigong, Progressive Muskelentspannung
- Entspannende Atemübungen
- Meditation
- Achtsamkeitsübungen
- Autogenes Training
- Entschleunigung jeglicher Art
- Akupressurmatte
- Fantasiereisen, Visualisierungen

Diese Liste lässt sich noch um vieles erweitern. Viele Menschen entspannen bei ihrem Hobby, zum Beispiel beim Malen oder Lesen. Es ist eigentlich egal, was man macht. Es geht darum, Ruhe und Entspannung in den Körper und in den Geist zu bekommen. Um einen Effekt zu erzielen, ist es wichtig, an den Übungen dranzubleiben. Denn die Wirkung zeigt sich meistens erst nach einer gewissen Zeit.

### WAS TUT DIR GUT?

Überleg mal, was dir, deinem Körper und deinem Geist guttut. Wobei fühlst du dich wohl? Welche Menschen geben dir ein gutes Gefühl? Bei welchen Tätigkeiten fühlst du dich lebendig? Was bringt dich zum Lachen? Wo fühlst du dich ausgelassen? Was tut deinem Körper gut? Wobei spürst du dich?
Bau diese Dinge in deinen Alltag ein. Schau gut auf dich.

## MERK DIR DAS

Angst wirkt sich auf unseren Körper aus. Finde für dich Entspannungsmethoden, die du regelmäßig anwendest, um dein Nervensystem herunterzufahren. Dies beruhigt einerseits den Körper und folglich auch den Geist. Tu dir etwas Gutes.

## NIMM DIR DIESE GEDANKEN MIT

- Ich lasse alles los und entspanne. Ich lasse für einen Moment alles so sein, wie es gerade ist. Muss nichts verändern. Nichts leisten. Nichts auf die Reihe bringen. Einfach nichts. Nur sein. Da sein. Für mich da sein. Für mein Wohlbefinden. Ich atme ein. Und atme aus. Komme ganz bei mir an. Und verweile so lange darin, wie es sich gut anfühlt.

## PROBIERE DAS AUS

Lehn dich kurz zurück, schau aus dem Fenster und lass deinen Blick entspannt auf etwas ruhen, das du sehen kannst. Beobachte es einfach. Seine Form. Seine Farbe. Seine Struktur. Vielleicht bewegt es sich. Vielleicht auch nicht. Mach nichts weiter, als es zu beobachten. Sei einfach im Moment. In dieser Beobachtung. Mach dir keine weiteren Gedanken. Bewerte nicht. Beobachte einfach nur.

Wenn deine Aufmerksamkeit abschweift, dann bring sie sanft wieder zurück. Nimm einfach wahr und beobachte. Konzentriert und gelassen. Nimm zum Abschluss einen ruhigen Atemzug und führe deinen Alltag fort.

Wenn dir diese Übung gutgetan hat und du dadurch für einen kurzen Moment aus der Hektik des Alltags und deiner Gedanken ausgestiegen bist, kannst du sie immer wieder in deinen Tag einbauen. Einfach beobachten. Nicht bewerten.

# TOOL #8:

## RUHE INS NERVENSYSTEM BRINGEN – ÜBER DEN ATEM

Unsere Atmung kann ein absolutes Wundermittel sein, um uns zu beruhigen. Wie du in diesem Kapitel zum Körper ja nun schon oftmals gehört hast, schießt bei Angst und Panik unser Nervensystem in die Höhe: Die Atmung wird schneller, meist atmet man aber zu flach, also nur in den oberen Teil der Lunge, der Puls steigt auch, wir werden aufgeregt, fokussieren nur mehr die Gefahrenquelle und so weiter. Und weil es so wichtig ist, wiederhole ich es noch mal: Dies sind völlig logische und überlebenswichtige Reaktionen unseres Körpers. Unser Nervensystem wittert Gefahr und diese Mechanismen sollen uns helfen, unser Leben zu schützen, indem wir weglaufen, uns wehren oder uns tot stellen könnten.

Wie können wir diese Mechanismen nun rückgängig machen? Wenn wir uns die Parameter ansehen, auf die sich der Alarm der Angstzentrale auswirkt, dann haben wir weder direkten Einfluss auf unseren Puls noch auf unsere Schweißproduktion noch auf unser Herz noch auf die Weite unserer Pupillen. Diese Parameter werden von unserem vegetativen Nervensystem gesteuert. Es reagiert blitzschnell auf Veränderungen in unserer Umgebung oder in unserem Inneren. Jedoch gibt es einen Parameter, auf den wir willentlich Einfluss nehmen können: unseren Atem. Wir können unseren Atem willentlich verändern. Und diese Änderung gibt wieder wichtige Informationen an unser Nervensystem und unser Gehirn. Und darum kann er ein Wundermittel sein. Denn wenn wir unseren Atem willentlich beruhigen, beeinflusst das auch andere Parameter unseres Körpers. Wir werden insgesamt ruhiger. Wir geben die Information an unsere Angstzentrale: »Hier ist alles ruhig. Ich atme ruhig, also kann hier keine Gefahr sein.« So können die Angstreaktionen rückgängig gemacht werden. Und das ist ja unser Ziel. Darum kann der Atem ein enorm wichtiges Tool sein.

Es gibt verschiedenste Atemübungen, die beruhigend auf unser Nervensystem wirken können. Viele Betroffene berichten aber, dass sie sich bei einem Angstanfall an keine einzige erinnern können und nicht mehr wissen, wie sie bei bestimmten Atemübungen genau zählen und atmen müssen. Was kann man also tun?

*Du brauchst dir eigentlich nur zu merken, dass du ruhig durch die Nase ein und lange durch den Mund ausatmen sollst.*

Wenn du die Lippen leicht geschlossen hältst, erhöht das den Widerstand beim Ausatmen etwas und du atmest länger aus. Und das ist schon der ganze Zauber. Ein und aaaaauuuuussss. Ein und auuuuuuusssss. Ein und auuuuusssss. Du kannst dir diese Worte beim Ein- und Ausatmen auch einfach innerlich vorsagen. Ein – Aaauuuss. Sei nicht zu ungeduldig. Wenn du Angst oder Panik hast, kann es einige Zeit dauern, bis dein Nervensystem alle Reaktionen wieder vollständig rückgängig gemacht hat. Auch hier gilt wieder: Befeuere die Angst nicht weiter mit Horrorgedanken. Konzentrier dich einfach auf deinen Atem oder die beiden Worte »ein« und »aaauuss« und alles andere lässt du ziehen. Durch die verlängerte Ausatmung steigt der Sauerstoffvorrat im Blut. Viel von der verbrauchten Luft wird nach draußen befördert. Der Puls senkt sich. Wir werden ruhiger und Entspannung setzt ein.

Menschen allerdings, die bei Panikanfällen das Gefühl von Atemnot bekommen, sind von dieser Übung oft nicht begeistert.

Zu viel Konzentration auf den Atem macht ja noch mehr Angst. Alles, worauf wir ängstlich unseren Fokus richten, wird stärker, das wissen wir bereits. Bei vielen Menschen ist also der Fokus auf den Atem mit Panik verbunden. Darum ist es völlig in Ordnung, wenn du diese Übung (jetzt noch) nicht machen willst. Je besser du deinen Körper kennst und je mehr du wieder Einfluss auf ihn hast, umso leichter wird es dir fallen, auch diese Übung anzuwenden. Es ist daher total okay, wenn du für dich andere Methoden zur Entspannung findest. Denn genau darum geht es: Dein Körper soll zur Ruhe kommen. Und das muss vor allem zu Beginn nicht über Atemübungen passieren. Mach dir aber klar, dass du durch eine Panikattacke nicht ersticken kannst. Auch wenn dir die Angst das weismachen will. Auch wenn der Brustkorb noch so beengt ist oder du flach atmest.

Für mich war das ruhige Atmen ein absoluter Gamechanger bei der Bewältigung meiner Ängste und Panikattacken. Obwohl ich selbst auch unter dem Gefühl von Atemnot bei Panik gelitten habe. Als ich diese Mechanismen verstanden hatte, versuchte ich, diesem Prozess einfach zu vertrauen. Meinem Nervensystem zu vertrauen. Mir zu vertrauen. Darauf zu vertrauen, dass durch das ruhige Atmen wieder Ruhe in mir einkehren kann. Und ich dieses Tool dafür nutzen kann. Ich lernte, dass sich das Nervensystem immer wieder beruhigt. Auch wenn es sich anfangs noch aufbäumte, wenn ich meine Atemübungen begann. Auch wenn die Angst anfangs stärker wurde, weil ich mich nicht mehr ablenkte, sondern mich ihr zuwandte. Ich habe meinem Nervensystem vertraut, dass es diese Reaktionen rückgängig machen kann. Wenn ich es nur arbeiten lasse und mich nicht einmische. Und darauf vertraue, dass mein Körper das kann. Und ich immer genug Luft bekomme. Immer. Mein Nervensystem hat die Reaktionen immer rückgängig gemacht. Immer. Und deines tut das auch. Und du wirst sehen, dass es dir immer schneller gelingt.

## MERK DIR DAS

Durch unseren Atem können wir unser Nervensystem direkt beeinflussen. Probiere für dich aus, wie sich Atemübungen anfühlen. Wenn du ein gutes Gefühl dabei hast, kannst du einfach ruhig einatmen und verlängert ausatmen. Oder dir andere Atemtechniken beibringen. Das beruhigt das Nervensystem. Atemübungen fallen meistens nicht auf, darum können sie in vielen Situationen angewandt werden. Wenn du bemerkst, dass du unruhig oder ängstlich wirst, nimm ein paar ruhige Atemzüge. Ruhig ein und lange aus.

## NIMM DIR DIESE GEDANKEN MIT

- Ich kann Ruhe in meinen Körper einladen. Ich atme ein. Und atme aus. Ich spüre, wie mit jedem Einatmen Gelassenheit in mir ankommt. Und bei jedem Ausatmen Unruhe abfließt.

## PROBIERE DAS AUS

Wenn du eine konkrete Atemübung an der Hand haben willst, kannst du die 4-7-8-Atmung von Dr. Weil ausprobieren. Die Methode verdankt ihren Namen dem Atemrhythmus: vier Sekunden lang einatmen, sieben Sekunden die Luft anhalten, acht Sekunden ausatmen. Atme also bei geschlossenem Mund vier Sekunden lang durch die Nase ein. Halte den Atem für sieben Sekunden an. Atme acht Sekunden lang durch den Mund aus. Wenn dir die Sekundenanzahl zu lange vorkommt, kannst du diese auch in allen drei Bereichen verkürzen. Es geht darum, dass du in der Relation kürzer einatmest, als du die Luft anhältst und ausatmest. Für viele ist es hilfreich, wenn sie sich bei dieser Übung beim Mitzählen auf die Zahlen im Kopf konzentrieren. Dadurch ziehen wir die Aufmerksamkeit von Körpersignalen oder Angstgedanken ab und erleichtern es somit unserem Nervensystem, zur Ruhe zu kommen.

## FAZIT:
## DIE BEDEUTUNG DEINES KÖRPERS BEI ANGST

In diesem Kapitel haben wir uns die Wichtigkeit des Körpers bei Ängsten vor Augen geführt. Diese wird leider von vielen Experten nicht erkannt und Ängste werden hauptsächlich auf der Gedanken- oder Gefühlsebene betrachtet und behandelt. Der Körper spielt aber eine so maßgebliche Rolle, dass Ängste und Panikzustände manchmal gar nicht oder nur schwer aufgelöst werden können, wenn wir nicht auch am Körper arbeiten. Meiner Erfahrung nach bringt es für viele Menschen schon Erleichterung zu wissen, was im Körper passiert, wenn sie voller Angst und Panik sind.

Wir verstehen endlich, was mit uns los ist, wenn der ganze Körper tobt. Wir können diese körperlichen Reaktionen endlich richtig einordnen. Und diese richtige Einordnung bringt nach und nach Erleichterung, da wir die Reaktionen unseres Körpers nicht mehr als lebensbedrohlich einstufen.

*Mach dir immer wieder klar, dass diese Reaktionen eigentlich für dich und nicht gegen dich sind.*

Deine Angstzentrale im Kopf wittert Gefahr und möchte dich schützen. Das sind aber Fehlzündungen deines Gehirns, da du ja in Sicherheit bist und keine reale Gefahr herrscht.

Da es keine tatsächliche Bedrohung gibt, kann unsere Angstzentrale im Gehirn aber nicht das Signal bekommen, dass die Gefahr jetzt vorbei ist. Sie bleibt weiter in Aufruhr und sucht nach Gefahrenquellen im Außen und im Innen. Darum kommt es nicht selbstständig zu einer Beruhigung. Diese Beruhigung müssen wir selbst herbeiführen.

Da viel dieser Energie im Körper aufgestaut ist, können wir eine Beruhigung auf der körperlichen Ebene herbeiführen. Diese Beruhigung wirkt sich dann auf die Gedanken und die Gefühle aus, weil vom Körper an das Gehirn rückgemeldet wird: »Hier unten im Körper ist es ruhig, es scheint also keine Gefahr mehr zu geben! Du kannst die Alarmglocke oben im Kopf abschalten.«

Wenn der Körper dann wieder langsam aus dem Angstkreislauf aussteigt, können die Gefühle und die Gedanken in die Ruhe folgen. Dies klappt natürlich auch umgekehrt, aber meine Erfahrung ist, dass eine Beruhigung des Körpers manchmal leichter und schneller geht als eine Beruhigung auf der Gedanken- oder Gefühlsebene, wenn der Körper noch völlig aufgewühlt ist.

Und behalte eines immer im Hinterkopf: Eine Panikattacke oder ein intensiver Angstzustand sind nur überschießende Energie in deinem Körper. Das Adrenalin tobt in deinem Körper. Nichts weiter. Durch die schlimme Bewertung dieser körperlichen Reaktionen steigst du in den Angstkreislauf ein. Hör auf damit, Dinge hineinzuinterpretieren, die nicht wahr sind. Es ist nur Adrenalin!

Das heißt, es geht immer wieder darum:

- Bring dein Nervensystem, das in die Höhe geschossen ist, wieder herunter.
- Beruhige deinen Atem, denn dieser wirkt direkt auf dein Nervensystem.
- Bewege dich, wenn du das überschüssige Adrenalin loswerden willst.
- Lockere deine Muskeln, die sich aufgrund der Angst angespannt haben.
- Dreh den Scheinwerfer von deinen Körpersignalen weg.
- Bring deinem Körper bei, wieder in Zustände von Entspannung und innerer Ruhe zu wechseln.
- Setz dich hin und atme.

Durch all diese Techniken lernt dein Körper wieder, dass es auch andere Zustände als Angst und Panik gibt. Mach dir bewusst, dass du Veränderungen an diesen körperlichen Reaktionen herbeiführen kannst. Du kannst beruhigend auf deinen Körper einwirken. Das war für mich die größte, lebensverändernde Erkenntnis überhaupt:

*Ich habe Einfluss. Ich kann selbstwirksam einen Zustand der Unruhe in meinem Körper verändern und zur Ruhe zurückkommen. Ich kann etwas tun. Ich bin nicht mehr hilflos ausgeliefert.*

Betrachte dies wirklich als Training. Als Training, um dein Nervensystem umzuprogrammieren und die Fehlzündungen auszubessern und auszuschalten. Wenn wir unseren Körper immer wieder dabei unterstützen, in diese ruhigen Zustände zu wechseln, gelingt es ihm mit viel Übung immer leichter, selbst in diese Zustände zu kommen und länger darin zu bleiben. Sodass er schließlich gar nicht mehr in den Angstmodus wechseln muss, wenn eine Situation ungefährlich ist. Und das ist ja unser Ziel. Du darfst deinem Nervensystem das beibringen. Du hast jetzt das Wissen und die Werkzeuge in der Hand, um selbst etwas zu tun. Du kannst wieder Einfluss nehmen. Die Zeiten von Hilflosigkeit und Ausweglosigkeit sind vorbei.

Wir schaffen das. Glaub an dich.

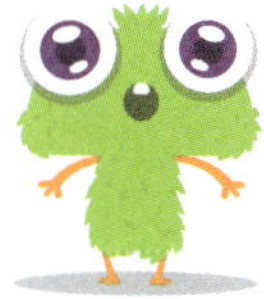

# Liebe Gefühle, ihr könnt mir nichts tun!

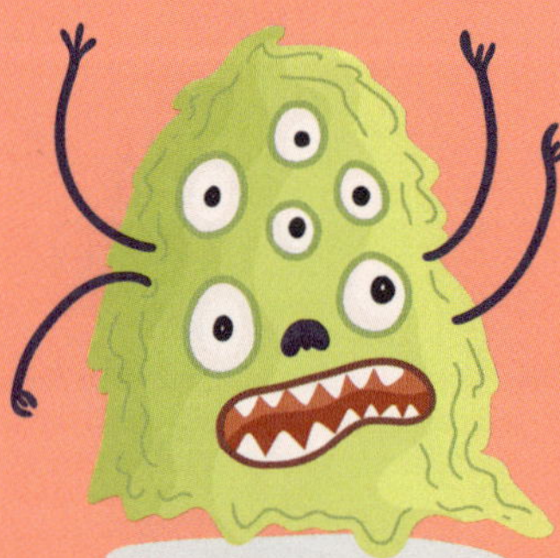

Angst ist »nur« ein Gefühl. Ein Gefühl, das sich einreiht in das große Feld aller anderen Gefühle auch: Wut, Freude, Trauer, Leichtigkeit, Zorn, Ekel und so weiter. Angst ist ein Gefühl, das uns eigentlich beschützen will. Es weist uns auf Gefahren hin und bereitet unseren Körper auf Extremsituationen vor. Wie aber können wir es auf der emotionalen Ebene »bändigen«?

# DEN TIGER GENAUER BETRACHTEN

Angst ist überlebenswichtig. Da dieses Gefühl unser Überleben sichern will, ist es viel schneller als unser rationaler Verstand. Die Angstzentrale in unserem Kopf bereitet uns blitzschnell auf eine schwierige Situation vor, ohne vorher Rücksprache mit der Vernunftzentrale in unserem Kopf gehalten zu haben. Die Vernunftzentrale ist definitiv langsamer in ihrer Arbeit. Dies hat wiederum ganz logische Gründe: Wenn ein Tiger vor dir steht, muss zuerst die Angstzentrale »Alarm!« schreien und alle notwendigen Schritte einleiten. Du wirst auf Kampf oder Flucht vorbereitet, alles muss ganz schnell gehen, denn: Du willst ja überleben.

Wenn zuerst die Vernunftzentrale befragt wird und du erst mal überlegst: Wie groß ist der Tiger eigentlich? Habe ich das passende Schuhwerk zum Weglaufen an? Warum habe ich heute Morgen nicht die Laufschuhe angezogen? Sind Tiger eigentlich Fleischfresser? Was hat meine Biologielehrerin erzählt? Sieht der Tiger so aus, als ob er schon gegessen hat? … Dann wirst du wahrscheinlich nicht überleben.

*Es ist wichtig zu wissen, dass Angst ein enorm »schnelles« Gefühl ist.*

Wenn uns etwas gefährlich oder bedrohlich vorkommt, ist die Angst sofort zur Stelle und leitet im Körper alle erforderlichen Maßnahmen ein. Ohne, dass das auf der Vernunftebene Sinn ergeben muss und überprüft wird. Die Vernunft wird erst später dazu befragt. Und das ist prinzipiell gut so und sichert unser Überleben.

Wie ist das aber für Menschen mit starken Ängsten? Für sie ist dies ein schwieriger Punkt. Wenn wir gerade starke Angst haben, kann unser Gehirn weniger auf die anderen Areale, wie zum Beispiel den Bereich für das rationale Denken, zugreifen. Die Areale, die für Angst und das Überleben wichtig sind, sind aktiv. Angst hat Vorrang. Weil sie ja das Überleben sichert. Darum beschreiben viele, dass es während einer Panikattacke oder tief in Angstgedanken versunken einfach nicht möglich ist, eine rationale Außensicht dazu zu bekommen.

## WARUM SO VIEL ANGST? ES IST DOCH UNLOGISCH!

Vielleicht kennst du das von dir auch, dass du dir in einem ruhigen Moment denkst, wie es denn überhaupt dazu kommen kann, dass du so panisch wirst, wenn doch gar keine Gefahr droht. Wenn es uns gerade gut geht, können wir manchmal gar nicht nachvollziehen, warum wir uns »so anstellen« oder so »hineinsteigern«. Wenn unser rationales Denken aktiv ist, ist es für uns völlig logisch, dass wir in Sicherheit sind, dass alles gut ist und wir nicht sofort an einem Herzinfarkt sterben werden. Eine Stunde später, wenn uns die nächste Panikattacke überfallen hat, ist das logische Denken wie weggeblasen und unsere Ängste so real, dass wir glauben, im selben Moment zu sterben oder verrückt zu werden.

Mach dir also klar, dass du nicht zu schwach oder zu doof bist, weil du nicht gegen die Angst ankommst. Nein, definitiv nicht. Es ist der Job der Angst, dass sie ganz schnell und ganz intensiv ist. Denn sie will dich ja warnen und zum Handeln verleiten – und das megaschnell.

Darum können wir uns noch so fest und oft vornehmen, dass wir beim nächsten Mal etwas ruhiger und gelassener bleiben, die Angst reißt uns wieder mit in ihren Bann. Und wenn der Angsttornado dann vorübergezogen ist, sitzen wir wieder fassungslos und bedrückt da und fragen uns, wie wir es so weit kommen lassen konnten. Wenn wir uns doch vorgenommen hatten, dass wir es diesmal anders machen.

*Jedes Mal dasselbe Spiel.*
*Es ist nicht deine Schuld.*

Lies den letzten Satz noch mal ... Genau darum werden wir uns in diesem Kapitel Übungen ansehen, mit denen wir Schritt für Schritt wieder in das Gefühl von Sicherheit und Geborgenheit zurückfinden. Und wie wir die Areale in unserem Gehirn, die für das logische Denken zuständig sind, wieder aktivieren können. Aber vorerst noch etwas zu dem Thema, warum wir immer schneller in Ängste einsteigen, je länger sie uns begleiten.

## WAS PASSIERT, WENN WIR OFT ANGST HABEN?

Das Doofe an der Angst ist auch, dass sie immer schneller wird, immer noch öfter »Alarm« schreit und ihr Programm startet. Man könnte sagen, je länger man an Ängsten leidet, umso pflichtbewusster ist unsere Angstzentrale im Kopf, der innere Bodyguard. Je öfter dich dein innerer Wächter vor Gefahren schützen musste, umso sensibler wird er in seiner Arbeit – manchmal viel zu sensibel. Wenn er die kleinste Kleinigkeit wahrnimmt, die in irgendeiner Form auf eine Bedrohung hinweisen könnte, wirft er sich auf dich und reißt dich nieder, damit du keine Zielscheibe für andere werden kannst. Er bewertet aber ganz viele Situationen als Gefahr, die überhaupt nicht gefährlich sind. Nur weil ihm irgendetwas komisch vorkommt oder an eine andere Gefahrensituation erinnert. Man könnte also sagen, er ist zu pflichtbewusst und nimmt seinen Job zu ernst. Bald kannst du nichts mehr genießen, weil dein Bodyguard überall Bedrohung wittert. Dann reicht schon eine Geschichte über einen Todesfall aus den

Nachrichten, die Erzählung eines Nachbarn über eine Krankheit oder die Erinnerung an ein schwieriges Erlebnis aus deiner Vergangenheit und dein Bodyguard beginnt pflichtbewusst seine Arbeit. Oder er bemerkt eine körperliche Empfindung wie Hitze oder ein Unwohlsein im Magen, das er von einer früheren Angstsituation kennt, und schon startet er sein Programm. Und du steigst schneller und schneller in diesen Angstkreislauf ein.

Wenn wir oft Angst haben, wird dieses Gefühl leider immer mächtiger und manchmal haben wir den Eindruck, unser Tag besteht nur mehr aus der Angst und Panik. Unser Alltag wird dadurch richtig mühsam. Vielleicht kennst du auch das Gefühl, ständig in der Lauerstellung zu sein, ob denn wieder die Angst auftaucht. Und so doof sich das jetzt anhören mag, aber wir können uns Angst auch »antrainieren«. Das soll jetzt nicht heißen, dass wir das freiwillig oder bewusst machen, auf keinen Fall. Aber Gefühle, die wir oft fühlen, tauchen öfter auf.

Du kannst dir unser Gehirn und die Nervenbahnen, auf denen Informationen hin- und hergeschickt werden, wie Trampelpfade vorstellen. Und gehen wir jetzt mal davon aus, dass du gerade in einem Wald spazieren gehst, den du nicht kennst. Vor dir, hinter dir, links von dir und rechts von dir nur Bäume. Welchen Weg würdest du gehen? Irgendwo blindlings hinein in den Wald ohne Orientierung? Auf einem unwegsamen Gelände mit Dornen und Matsch und Hindernissen? Oder würdest du den ausgetrampelten Pfad gehen, auf dem wahrscheinlich schon viele Menschen vor dir gegangen sind? Der so ausgetrampelt ist, dass sich dir ein Weg zeigt, auf dem man super laufen kann, und der wahrscheinlich aus dem Wald hinausführt? Nun, du kennst die Antwort selbst.

Und unser Gehirn arbeitet ganz genauso. Es möchte den einfachsten Weg gehen. Den ausgetretenen Trampelpfad. Das ist der einfachste, der schnellste, den es schon kennt. Und so fällt es unserem Gehirn immer leichter, diesen Angstweg einzuschlagen. Denn unser Gehirn überlegt nicht, ob das jetzt gerade gut für uns ist, sondern die Frage ist: Was kenne ich schon? Was geht schnell? Es kann also immer schneller in diese Angstnetzwerke einsteigen. Deshalb wird es in diesem Kapitel auch darum gehen, wie man neue Wege einschlagen kann.

## WAS IST AUF DER GEFÜHLSEBENE ZU TUN?

Hier ist es einerseits wichtig zu lernen, wie wir ruhiger und gelassener damit umgehen können, wenn Angst und Panikzustände auftreten. Wenn also unser innerer Bodyguard wieder lossprintet, weil er eine Bedrohung wittert. Wir dürfen daran arbeiten, mit welcher Haltung wir der Angst und den damit verbundenen Zuständen begegnen. Begegnen wir der Angst unterwürfig und ehrfürchtig, hat sie leichtes Spiel. Denn die Angst lebt davon, dass jemand Angst vor ihr hat. Und dass wir ihr glauben. Das macht sie stark. Und dies gilt es zu ändern.

Andererseits ist es essenziell, wieder andere Gefühle in uns zu etablieren, nämlich Sicherheit, Geborgenheit, Leichtigkeit und innere Ruhe. Denn natürlich kann es wichtig sein zu wissen, welches Gefühl wir nicht mehr in unserem Leben haben wollen. Aber weitaus wichtiger ist es, sich mit den Gefühlen zu beschäftigen, die sich gut anfühlen und von denen wir mehr haben wollen. Wir wissen ja: Alles, worauf wir unseren Fokus richten, wird stärker – das gilt auch für die positiven Dinge. Wir dürfen also neue Pfade gehen und die alten Trampelwege der Angst verlassen. All das schauen wir uns gemeinsam in den kommenden acht Kapiteln an. Legen wir los!

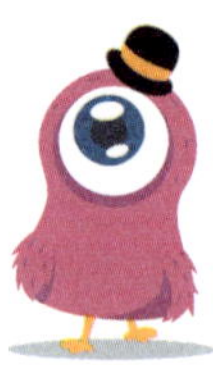

# TOOL #9:
## WUNDERMITTEL GEBORGENHEIT & SICHERHEIT

Bei Angst- und Panikzuständen ist unser Nervensystem aus dem Gleichgewicht geraten. Es schießt durch gewisse Auslöser in die Höhe und tut sich schwer, sich wieder herunterzuregulieren. Unmengen an Adrenalin werden produziert und bereiten uns auf eine Extremsituation vor.

Für eine echte Gefahrensituation ist das lebensnotwendig. Unsere Atmung wird schneller, der Puls geht hoch, der Körper mobilisiert enorm viel Energie, damit wir uns verteidigen oder weglaufen können. Das kennst du ja bereits. Warum ich das so oft erwähne, ist, weil ich aus meiner eigenen Geschichte weiß, dass ich das Hunderte Male lesen und verinnerlichen musste, um irgendwann gelassener mit diesen Reaktionen meines Körpers umgehen zu können. Und dies war ein enorm wichtiger Schritt bei der Bewältigung der Angst.

Bei Menschen mit Angsterkrankungen läutet die Angstzentrale ständig Fehlalarme ein und Adrenalin pulvert Energie in ihren Körper. Sie werden überwachsam, nervös und unruhig. Diese Vorgänge können so weit in die Höhe schießen, dass eine Panikattacke entsteht.

Was also tun? Wir dürfen unserem Nervensystem beibringen, dass es wieder »herunterfährt«. Wir dürfen es dabei unterstützen, dass es diese Prozesse wieder rückgängig macht. Wir können ihm dabei helfen. Wir können auf unser Nervensystem einwirken. Wir können es beruhigen. Aber wie?

Bei Angst und Panik glaubt unser Nervensystem, es sei in einer bedrohlichen Situation. Darum schaltet es in den Überlebensmodus, um uns zu schützen. Es stellt uns körperlich also alle Ressourcen bereit, damit wir kämpfen, flüchten oder erstarren können. Das Doofe ist nur: Es gibt in der aktuellen Situation gar keine Gefahr. Aber wie bringen wir das unserem Nervensystem bei? Also, erst mal können wir unserem Nervensystem ein großes Danke aussprechen. Danke dafür, dass es uns so blitzschnell helfen wollte und alles dafür getan hat, dass wir überleben.

*»Danke, Nervensystem, du funktionierst einwandfrei. Wenn ich das nächste Mal auf einen Tiger treffe, weiß ich, ich kann mich auf dich verlassen.«*

Scherz beiseite: Heutzutage müssen wir uns eher selten vor einem Tiger schützen, aber es gibt natürlich allerhand andere Gefahren und Stresssituationen, in denen wir unser Nervensystem brauchen. Erinnere dich noch mal an das Beispiel mit dem Auto, das auf dich zurast. Du springst sofort zur Seite, ohne dass du groß darüber nachgedacht hast. Da hat dein Nervensystem einen großartigen Job gemacht. Danke, Nervensystem!

Aber nun zu der alles entscheidenden Frage: Wie machen wir die Vorgänge, die in unserem Körper aktiviert wurden, weil unser Nervensystem Gefahr witterte, wieder rückgängig? Wenn du beim Auto zur Seite gesprungen bist, reguliert sich dein Nervensystem automatisch, oder? Du beruhigst dich nach dem ersten Schock, dein Herz schlägt wieder langsamer, du atmest ruhiger. Alles gut. Dein Nervensystem macht die Vorgänge selbstständig rückgängig, wenn die Gefahr gebannt ist. Bei Angst- und Panikzuständen aber findet unser Nervensystem oft nicht mehr selbst in die Ruhe zurück. Warum ist das so?

Unser Körper braucht irgendwoher das Signal: Gefahr gebannt. Alles ist wieder gut. Und woher soll er dieses Signal bei einer Panikattacke nehmen, wenn er nicht einmal selbst weiß, woher die Angst kommt? Unser Körper bleibt also in einer Art Daueralarm. Wir müssen das selbst in die Hand nehmen.

Wie würdest du mit einem Kind umgehen, das große Angst hat? Du würdest ihm ganz viel Geborgenheit schenken. Würdest beruhigend mit ihm sprechen. Ruhe ausstrahlen. Ihm Sicherheit geben. Und genau das braucht dein Nervensystem von dir. Es braucht wieder das Signal: Alles ist gut. Wir sind in Sicherheit. Keine Gefahr.

## NIMM DICH SELBST AN DIE HAND

Kannst du das nächste Mal, wenn du Angst hast, versuchen, so mit dir umzugehen und so mit dir zu sprechen wie mit einem ängstlichen Kind?

Vielleicht kannst du folgende Sätze zur Angst sagen: »Danke, Angst, dass du mich gewarnt hast, aber ich habe die Situation geprüft und alles ist in Ordnung. Ich bin in Sicherheit. Ich übernehme jetzt wieder das Ruder.« Und zu dir selbst kannst du sagen: »Da war wohl gerade etwas, das mir Angst gemacht hat. Darum hat mein Körper so reagiert. Das sind ganz normale Abläufe. Mein Körper will mich schützen. Aber es ist alles gut. Ich bin in Sicherheit. Mein Körper wird sich wieder beruhigen, wenn ich ihn entspanne. Dann beruhigen sich auch meine Gedanken und meine Gefühle. Ich vertraue mir und meinem Körper. Wir machen das jetzt gemeinsam. Ich kämpfe nicht dagegen an. Mein Körper möchte mir nur helfen. Und ich helfe ihm jetzt wieder, dass wir entspannen. Wir schaffen das.«

Mach dir klar, dass in einer Angstsituation alles ganz schnell wird. Die Gedanken werden schnell und rasend, die Gefühle bäumen sich auf und galoppieren, die Körperempfindungen werden intensiv und spürbar. Um diese Angstreaktionen deines Nervensystems rückgängig zu machen, darfst du langsam werden. Sprich behutsam und ruhig mit dir. Eben wie mit jemandem, der Angst hat. Wenn du magst, atme ruhig ein und lang aus. Ich weiß, dass sich das anfangs unrichtig anfühlt, weil wir ja aufgewühlt und panisch sind. Aber es geht genau darum, wieder Ruhe ins Nervensystem zu bekommen.

## SICHERHEIT EINLADEN

Wenn du schon längere Zeit viel Angst hast, ist ja genau eines verloren gegangen: Sicherheit. Sich selbst sicher zu fühlen. Und sich selbst Sicherheit geben zu können. Bei Panik und Ängsten haben wir das Gefühl, die Kontrolle zu verlieren, keine Macht mehr zu haben, nichts mehr beeinflussen zu können und dem Ganzen ausgeliefert zu sein. Keine schönen Gefühle.

Bei der Bewältigung von Ängsten geht es darum, diese Sicherheit wieder einzuladen. Schritt für Schritt. Und es geht nicht darum, gegen die Ängste zu kämpfen. Sondern andere Gefühle wie das Gefühl von Sicherheit wieder so stark werden zu lassen, dass wir eine innere Stärke bekommen und dass, egal, welches Gefühl auftaucht, wir damit umgehen können.

Führe die folgende kleine Übung immer mal wieder durch und zeig deinem Gehirn und deinem Körper, wie sich Wohlgefühle und Gefühle von Sicherheit und Geborgenheit anfühlen. Du darfst dir beibringen, dass es diese Gefühle noch gibt. Und glaub mir, sie sind da. Auch wenn sie vielleicht über viele Jahre verschüttet wurden. Du kannst dir selbst diese Sicherheit geben. Du kannst für dich da sein und liebevoll mit dir umgehen. Du kannst beruhigend mit dir sprechen. Und auch wenn wir uns mit unseren Ängsten oft mutterseelenallein auf der Welt fühlen, möchte ich dir heute sagen: Du hast dich selbst immer mit dabei. Du bist dein größter Anker. Du kannst für dich sorgen. Und du kannst definitiv lernen, dich selbst zu beruhigen.

### SICHERHEIT SPÜREN

Du kannst dich auf einen Stuhl, auf die Couch oder auf dein Bett setzen. Wenn du magst, kannst du eine Hand auf dein Herz oder deinen Bauch legen.
Sag zu dir: »Ich bin in Sicherheit.«
Und fühle dem einfach einmal nach. Lass dir dabei Zeit.
Sag dir: »Ich fühle mich geborgen. Alles ist gut.«
Du kannst dir auch eine Situation vorstellen, in der du dich so richtig geborgen und sicher gefühlt hast, um leichter in diesen Zustand zu wechseln. Und schau für dich einfach in aller Ruhe, wie sich das anfühlt. Wo du ein wohliges Gefühl in deinem Körper wahrnimmst. Wo es sich gut anfühlt.
Und wenn du so ein Gefühl von Sicherheit und Geborgenheit in dir spürst, dann bleib eine Zeit lang dabei. Spüre etwas genauer hin.
Vielleicht kennst du dieses Gefühl aber auch gar nicht mehr. Oder kannst anfangs auch noch gar nicht in dieses Gefühl eintauchen. Lass dir Zeit und sei geduldig mit dir.

Ein wichtiger Punkt ist, in diese Sicherheit hineinzufühlen. Den Gedanken »Ich bin in Sicherheit« kannst du dir viele Male vorsagen und rational durchdenken, aber wenn du ihn nicht fühlst, wird er nicht den gewünschten Effekt bringen. Es geht also darum, diese Sicherheit auf der Gefühlsebene zu spüren.

Eine der wichtigsten Erkenntnisse bei der Bewältigung von Ängsten war für mich, dass wir diese »Zustände«, die unser Nervensystem bei dem Gefühl von Gefahr hervorruft, rückgängig machen können. Indem wir lernen, uns selbst zu beruhigen. Wir dürfen lernen, uns selbst wieder sicher zu fühlen. Und dieses Gefühl immer wieder in uns hervorzurufen. Denn unser Nervensystem kann beides: Es kann bei Gefahr in Aufruhr kommen und es kann sich bei Sicherheit beruhigen. Auch du kannst das.

## MERK DIR DAS

Wenn du Angst hast, spürst du keine Sicherheit. Du fühlst dich bedroht. Deine Gedanken und dein Körper gehen mit diesem Gefühl einfach mit. Bei Angst- und Panikzuständen, bei denen es keine reale Gefahr gibt, findet das Nervensystem nicht automatisch in den Ruhemodus zurück. Da es ja kein eindeutiges Signal gibt, dass die Gefahr gebannt ist – weil es nie eine Gefahr gab! Du darfst dir selbst das Signal geben: »Ich bin in Sicherheit. Mir kann nichts passieren. Alles ist gut.«
Schritt für Schritt darfst du herausfinden, was dir dabei hilft, in das Gefühl von Sicherheit zurückzukommen. Du darfst dein Nervensystem liebevoll an der Hand nehmen. Es ist aufgewühlt, wie ein kleines Kind, das Angst hat. Du darfst behutsam und liebevoll mit dir umgehen.

## NIMM DIR DIESE GEDANKEN MIT

- Ich bin für mich da.
- Ich sorge gut für mich.
- Ich kann mich selbst beruhigen.
- Ich gehe liebevoll mit mir um.
- Ich kann mich in das Gefühl von Sicherheit zurückbringen.

## PROBIERE DAS AUS

Wenn es dir schwerfällt, dich gefühlsmäßig mit Sicherheit und Geborgenheit zu verbinden, wickle dich in eine kuschelige Decke, mach dir einen Kakao oder iss dein Lieblingsessen. Sei gut zu dir. Und dann fühle in dieses wohlige Gefühl hinein. Manchmal haben wir den Zugang zu diesen Gefühlen verloren und müssen daher im Außen nachhelfen. Um Sicherheit und Geborgenheit zu fühlen, braucht es manchmal nur kleine Dinge, die uns guttun.
Wenn du magst, kannst du kurz vor dem Einschlafen eine Hand auf dein Herz legen und dir sagen: »Ich bin in Sicherheit.«

# TOOL #10:

## WIE UNS ANDERE HELFEN KÖNNEN

Immer wieder spreche ich davon, dass wir lernen dürfen, das Nervensystem zu regulieren. Selbst zu regulieren. Und natürlich ist es gut und sinnvoll, dies zu lernen, da es uns auch eine enorme Macht über unser Leben zurückgeben kann, wenn wir eigenständig Einfluss auf unser Nervensystem haben.

Es kann aber Phasen in unserem Leben geben, in denen es uns schwerfällt, selbst in diese Sicherheit zurückzufinden. Genauso wie Babys und Kinder uns Erwachsene brauchen, die ihnen dieses Gefühl von Geborgenheit vermitteln. Bis sie selbst gelernt haben, sich zu beruhigen, und die Fähigkeit haben, sich eigenständig sicher zu fühlen. Genauso gibt es Phasen bei uns Erwachsenen, in denen die Angst so groß und übermächtig ist, dass wir selbst den Ausweg aus diesem Angststrudel kaum mehr finden. Wenn unsere Gedanken, unser Körper und die Gefühlswelt so weit in die Angst eingetaucht sind, dass wir wie im Treibsand gefühlt untergehen. Es gibt Abschnitte in unserem Leben, da sind wir so überfordert, dass es uns kaum gelingt, selbst wieder in das Gefühl von Sicherheit und Geborgenheit zu kommen. Besser gesagt ist es eher unser Nervensystem, das nicht mehr in die Sicherheit kommt. Es ist im höchsten Daueralarm. Es verharrt in dem Zustand von »Lebensgefahr«.

Und ich möchte dir sagen: Du musst das nicht allein schaffen. Wende dich an Menschen, die dich unterstützen können.

*Du musst da nicht allein durch.*

Unser Nervensystem kann auch durch andere oder mit anderen gemeinsam reguliert werden. Das nennt man Co-Regulation. Du hast vielleicht schon einmal erlebt, dass dich die Anwesenheit einer anderen Person oder das Gespräch mit einer anderen Person beruhigt hat. Wir fühlen uns verbunden mit diesem anderen Menschen und das hilft unserem Nervensystem dabei, sich zu regulieren. Wir fühlen uns wieder sicherer.

*Du darfst um Hilfe bitten.*
*Du darfst andere Menschen fragen,*
*ob sie dich dabei unterstützen.*
*Du darfst dir helfen lassen.*
*Sei dir das selbst wert.*
*Du musst nicht alles allein schaffen.*

Menschen, die selbst ein »ruhiges Nervensystem« haben, können uns dabei helfen, unser Nervensystem zu regulieren und uns zu beruhigen. Manchmal reicht schon allein ihre Anwesenheit. Manchmal ihre beruhigenden Worte. Manchmal ein angenehmer Blickkontakt. Sprich es aus, wenn du Angst hast. Sag, was du brauchst, wenn du Angst hast. Sag anderen, wie sie dir helfen können.

Aus meiner eigenen Geschichte und von vielen anderen weiß ich, dass es Menschen mit Ängsten oft schwerfällt, um Hilfe zu bitten oder Hilfe anzunehmen. Man möchte niemandem zur Last fallen und am besten sollte niemand von den Ängsten wissen. Man hat es sich auferlegt, mit allem allein klarzukommen. Ich darf dir heute sagen, dass dies meine Ängste weiter geschürt und mir viel Druck gemacht hat. Mich anderen zu öffnen und deren Unterstützung anzunehmen war ein wichtiger Schritt bei meiner Angstbewältigung.

## MERK DIR DAS

Andere Menschen können dich dabei unterstützen, ruhiger zu werden. Diese Fähigkeit ist in uns Menschen angelegt. Wir brauchen die Verbundenheit zu anderen, um uns wohlfühlen zu können. Und das muss nicht zwingend ein Partner, eine Partnerin sein. Das muss auch nicht ein enger Freund, eine enge Freundin sein. Obwohl das natürlich schön ist, wenn wir von vielen Seiten unterstützt werden, hat jedoch nicht jeder das Glück, solche Menschen an seiner Seite zu haben. In der Zeit meiner starken Ängste habe ich manchmal eine Beruhigung gespürt, wenn ich mit einer Spaziergängerin aus der Nachbarschaft gesprochen habe, die ihren Hund ausgeführt hat. Du kannst Sicherheit in vielen kleinen Gesten und Begegnungen finden. Halte in deinem Alltag danach Ausschau.

## NIMM DIR DIESE GEDANKEN MIT

- Menschen, die mich lieben, helfen mir gern.
- Ich bin keine Belastung, auch wenn ich das selbst manchmal glaube.
- Ich darf diese Hilfe annehmen und darum bitten.
- Ich bin nicht allein.
- Um Hilfe zu bitten ist keine Schwäche, sondern Stärke.

## PROBIERE DAS AUS

Überleg dir für dich, in der Anwesenheit welcher Menschen du dich wohlfühlst. Bei wem fühlst du dich geborgen? Bei wem fühlst du dich sicher? Verbring Zeit mit genau solchen Menschen. Sie beruhigen dein Nervensystem ganz automatisch.

# TOOL #11:

## ALLES, WAS DA IST, DA SEIN LASSEN

Wir Menschen haben die Angewohnheit, dass wir Unangenehmes »weg« haben wollen. Ist ja auch logisch. Wer hat schon gern Kopfweh? Wer hat gern Beziehungsprobleme? Oder einen stressigen Tag? Wer hat gern Angst? Wohl die wenigsten.

Wenn wir etwas »weg« haben wollen, dann wehren wir uns dagegen. Mit Händen und Füßen. Wir kämpfen dagegen an. Mit all unserer Kraft. Wir stemmen uns dagegen, wenn die Angst an die Tür klopft, und schieben noch den Kleiderschrank davor und die Kühltruhe und den Stuhl und das Bücherregal, die Topfpflanze, Wäschetonne, das Töpfeset und die Sockenkiste. Genauso machen es eigentlich die meisten.

Und dann tun wir so, als würde niemand vor der Tür stehen. Obwohl die Angst immer lauter und immer bedrohlicher gegen die Tür hämmert. Und das Bücherregal und die Wäschetonne schon bedrohlich wackeln. Je lauter die Angst wird, umso mehr Möbelstücke schieben wir vor die Tür und umso mehr verhalten wir uns so, als wäre niemand da draußen. Wir lenken uns ab. Denken an etwas anderes.

Warum verhalten wir uns so? Wahrscheinlich haben viele schon erlebt, wie es ist, die Tür unvorbereitet zu öffnen. Und kaum mit dem Angsttornado fertigzuwerden, der über sie hinweggefegt ist. Und wenn er dann doch weitergezogen ist, war da nur Verwüstung in uns. Erschöpfung. Und die wahnsinnige Angst davor, dass dies noch mal passiert. Und darum verriegeln wir die Tür zehnfach, stellen alles Mögliche davor und machen es uns zur Lebensaufgabe, darauf zu achten, dass die Angst auf keinen Fall mehr durch diese Tür kommt. Genau das macht die Angst aber größer. Je mehr wir uns gegen etwas wehren, umso mehr Adrenalin wird in unserem Körper produziert. Denn der stellt sich schon wieder auf Kampf oder Flucht ein. Dies bedeutet, dass wir eben nicht zur Ruhe kommen und dadurch in diesem Angstgefühl stecken bleiben. Indem wir die Angst vor der Tür stehen lassen, verdrängen wir sie. Dadurch verschwindet sie aber nicht. Sondern huscht bei der nächstmöglichen Gelegenheit herein, wenn wir unachtsam sind und die Tür einmal kurz nicht im Blick haben.

## MAL WAS GANZ ANDERES MACHEN

Hast du dir überlegt, was passiert, wenn du die Tür sperrangelweit aufmachst? Wenn du dich dann in aller Ruhe auf das Sofa setzt und der Angst sagst: »Komm herein! Ich habe keine Angst mehr vor dir!«

Ich weiß jetzt genau, was du zu dieser Idee sagst. Wahrscheinlich so was in der Art wie: »Ich bin doch nicht verrückt und lasse dieses Gefühl freiwillig herein! Ich bin doch nicht lebensmüde! Schon beim Lesen wurde mir angst und bange!«

Tatsächlich sagen das die meisten, die zum ersten Mal von dieser Idee hören. Und ich würde auch niemandem mit sehr starken Ängsten raten, sofort die Tür aufzureißen, wenn man noch nicht einmal weiß, mit welcher Haltung das passieren soll. Aber denken wir den Gedanken erst mal zu Ende.

Was passiert, wenn wir die Angst einladen? Sie wird alles vereinnahmen. Deine Gedanken, deine Gefühle, deinen Körper. Sie wird sich ausbreiten, sich bei dir einnisten und alles an sich reißen, was dir wichtig ist. Und was ist dein Part? Du tust einfach nichts. Du beobachtest einfach nur. Völlig neutral und wertfrei. Mit dem Gedanken im Hinterkopf, dass Angst nur ein Gefühl ist. Sie wird dir Horrorgedanken an und in den Kopf werfen. Und du reagierst einfach nicht darauf. Sie wird dir furchteinflößende

Gefühle präsentieren. Und du reagierst einfach nicht darauf. Sie wird dir fiese Körpersignale bescheren. Und du reagierst einfach nicht darauf. Du akzeptierst alles, was kommt.

Lass das einmal kurz sacken.

Atme ein und atme aus.

Hast du gerade gemerkt, wie sich dein Körper entspannt? Oder befindest du dich noch in der Schockstarre, dass ich dir so eine Idee vorschlage? Lass dir Zeit. Wenn eine Idee ganz neu ist, darfst du dir Zeit geben, sie einmal fertig zu denken. Du musst nichts tun. Du sollst sogar einfach nichts tun.

Die Angst hat nur so viel Macht in deinem Leben bekommen, weil du diese Gedanken geglaubt hast. Weil du diese Gefühle für wahr gehalten hast. Weil du die Körpersignale für bedrohliche Symptome gehalten hast.

***Ab heute akzeptierst du alles, was kommt. Wenn die Angst kommt, dann mach ihr die Tür auf und sei die Ruhe selbst.***

Glaub mir, anfangs wird sie dich rütteln und schütteln, um irgendeine Reaktion von dir zu bekommen. Und du machst einfach nichts. Du lässt sie zu. Du lässt sie da sein. Akzeptierst sie. Atmest einfach ruhig weiter. Hörst auf zu kämpfen, auch wenn du den Impuls dazu in dir spüren würdest. Sie kann dir nichts tun. Es ist total unangenehm. Du wirst sie spüren. Vielleicht sogar richtig intensiv. Aber es kann dir nichts passieren.

Angst ist nur ein Gefühl. Lass sie durch dich hindurchfließen. Vertrau deinem Körper. Er kann in den Ruhemodus zurückkehren. Wenn du dich ihm nicht in den Weg stellst. Wenn du nicht gegen etwas kämpfst. Wenn ein Angstgedanke kommt – nimm ihn wahr und lass ihn einfach ziehen. Wenn ein intensives Gefühl kommt – nimm es kurz wahr und lass es ziehen. Wenn eine Körperempfindung kommt – nimm sie kurz wahr und lass sie ziehen. Du bleibst in der Haltung der völligen Akzeptanz. Egal, was kommt, lass es da sein. Alles, was kommt, kommt. Je weniger wir uns dagegen wehren, umso leichter fließt alles wieder ab. Umso leichter zieht alles vorbei.

Und noch mal zum Verständnis: Das bedeutet nicht, dass die Angst gleich weg ist, wenn du diese Übung das erste, zweite, … zehnte Mal anwendest. Da wird Angst sein. Da wird Panik sein. Es wird unangenehm sein. Akzeptiere auch das. Akzeptiere die Angst. Akzeptiere die unangenehmen Gefühle. Akzeptiere die Panik. Sie können dir nichts anhaben, wenn du Ja zu ihnen sagst. Sie können dich nur so lange quälen, solange du Nein zu ihnen sagst und sie von dir weghältst. Dann werden sie immer lauter. Sag also Ja zu ihnen und entspanne vollkommen. Lass alles da sein. Lass alles zu. Und atme ruhig.

Das dauert einige Zeit. Hier sollte man nicht ungeduldig werden und nach wenigen Minuten abbrechen. Es ist wirklich wichtig, über diesen Punkt hinauszukommen, wo die Reaktionen des Nervensystems wieder umkehren, langsam abebben und zur Ruhe kommen. Dann lernt dein Nervensystem.

Und was bleibt dann? Ruhe. Gelassenheit. Vielleicht auch Erschöpfung. Und eine Zufriedenheit. Es geschafft zu haben, nicht auf den Zug der Angst aufgesprungen zu sein. Es geschafft zu haben, in Ruhe ihre Vorgehensweise zu beobachten. Und dann zu spüren, wie man innerlich ruhiger und ruhiger wird, bis die Angst ganz weg ist. Ich wünsche dir von Herzen, dass du diesen Zustand immer öfter erreichen kannst.

Und noch was: Überfordere dich nicht. Angstbewältigung geschieht nicht über Nacht. Es geht nicht darum, jede hier dargestellte Übung sofort durchzuführen, wenn du sie gelesen hast. Es geht vielmehr darum, dich mit diesen Überlegungen vertraut zu machen. Sie dir in deinem Leben immer wieder vor Augen zu führen. Und sie dann zum passenden Zeitpunkt einzusetzen, wenn du bereit dazu bist.

## MERK DIR DAS

Sich gegen die Angst zu wehren, macht sie stärker. Ein Teufelskreis. Auch wenn die Angst kurzfristig kleiner wird, kommt sie oft mit einer noch größeren Wucht zurück. Die Angst zuzulassen ist für viele Menschen die größte Überwindung. Weil sie denken, sie sind ihr dann ausgeliefert. Aber das Gegenteil passiert. Wir lassen sie zu und gleichzeitig nehmen wir alles an, was kommt. Mit Gelassenheit. Wir drehen uns nicht in der Angstspirale mit, bleiben selbst völlig ruhig. Lassen uns nicht mehr von ihr mitreißen. Dies bedeutet Freiheit. Denn wir haben keine Angst mehr vor der Angst. Und sie hat keine Macht mehr über uns.

## NIMM DIR DIESE GEDANKEN MIT

- Ich höre auf, die Angst kontrollieren zu wollen. Denn sie lässt sich ohnehin nicht kontrollieren.
- Ich atme ein. Und atme aus. Und lasse los. Wenn ich die Kontrolle über die Angst aufgebe, hört die Angst auf, mich zu kontrollieren. Wir lassen beide los. Geben den Machtkampf auf. Und sind beide frei.

## PROBIERE DAS AUS

Wenn du das nächste Mal bemerkst, dass Angst auftaucht und du in den Widerstand gehst, halte kurz inne. Nimm wahr, dass du die Angst gerade abwehren möchtest. Ein ganz natürlicher Reflex. Und nun wechsle mit einer Portion Selbstvertrauen in die Ja-Haltung. Atme dabei ruhig. Die Angst darf da sein. Vertraue darauf, dass dein Körper mit allem umgehen kann, was auf ihn zukommt. Du kannst mit jedem Gefühl umgehen. Gib die Kontrolle auf. Du kannst das. Du musst dazu gar nichts tun. Akzeptiere gelassen alles, was kommt und was sich zeigt. Du sagst Ja dazu. Bleib in dieser gelassenen Ja-Haltung, bis du bemerkst, dass sich dein Nervensystem wieder in Richtung Ruhe bewegt.

# TOOL #12:
## EIN »WURSCHTIGKEITSGEFÜHL« ENTWICKELN

Da die Haltung der Angst gegenüber so wichtig ist, gehen wir hier noch mal genauer mit einem weiteren Aspekt darauf ein: Hast du schon mal jemandem das Gefühl gegeben, er oder sie wäre dir völlig egal, obwohl das gar nicht stimmte? Vielleicht einem Schwarm von früher, als du Teenager warst? Oder deinem Kind, wenn es etwas angestellt hat und du dem Ganzen keine Aufmerksamkeit schenken wolltest? In Österreich sagen wir so schön: »Es ist mir wurscht!«, wenn uns etwas egal ist. Wenn uns etwas »wurscht« ist, dann gehen wir ganz lässig und locker damit um – denn es ist uns ja egal. Und genau diese Haltung machen wir uns jetzt hinsichtlich der Angst zunutze: Lass dir die Angst also egal sein. Ja, ich weiß, es hört sich an wie ein Traum. Dass einem die Angst egal ist. Dass man sie einfach vorbeiziehen lassen kann. Dass sie einen nicht mehr berührt. Nicht mehr aufwühlt. Dass sie einem gleichgültig ist.

Eigentlich ist das genau das Ziel, wo man hinwill, oder? Denn wir wissen: Alles, worauf wir ängstlich unsere Aufmerksamkeit richten, wird stärker. Also sollte die Angst ja weniger werden, wenn wir die Aufmerksamkeit von ihr abziehen, oder?

Na, das ist ja eine tolle Erkenntnis! Und die sage ich genau jemandem, der unter Angst und Panik leidet. Wo wir doch alle wissen, dass diese fiese Angst unsere Aufmerksamkeit auf sich zieht wie ein riesengroßer Magnet. Dass man regelrecht das Gefühl hat, völlig in ihren Bann gezogen zu werden, ohne sich davon lösen zu können. Wie im Treibsand in der Wüste. Ein Sog, der einen hinunterreißt.

## LUST AUF EIN GEDANKENEXPERIMENT?

Wie wäre es, wenn du eine gewisse Distanz zu dem Gefühl der Angst schaffen könntest? Die Angst einfach einmal als das betrachtest, was sie ist: ein Gefühl, das sich auswirkt … auf deine Gedanken. Auf deinen Körper. Eigentlich ein biologischer Ablauf zwischen Gehirnregionen, Botenstoffen und dem Nervensystem. Eigentlich also nichts Weltbewegendes. Lässt sich alles wissenschaftlich erklären.

Versuch mal, von oben auf dich zu schauen. Wie ein Beobachter. Da bist du. Und in deinem Kopf geht ein Tornado ab. Ein extremer Wirbelwind … Der sich auch wieder beruhigen kann. Je weniger du darauf einsteigst. Je mehr du ihn als biologischen Prozess siehst. Vielleicht mit dem Gedanken:

*»Aha, da feuert gerade meine Angstzentrale.<br>Das wirkt sich aus … auf meine Gedanken,<br>auf meine Gefühle und meinen Körper.<br>Am besten lasse ich es vorbeiziehen.<br>Wie eine Gewitterwolke.«*

Bei einem Gewitter bringst du dich wahrscheinlich auch in Sicherheit. Und wartest, bis es von selbst verschwindet. Das eine Gewitter dauert etwas länger, das andere kürzer. Du bringst dich in Sicherheit und wartest ab. Wahrscheinlich schreist du die Gewitterwolke nicht an oder läufst wie ein aufgescheuchtes Huhn durch die Gegend. Du wirst in aller Ruhe abwarten mit dem Wissen, dass es ein Prozess ist, der da oben abläuft: feuchte Luft, die zusammenströmt und nach oben aufsteigt und so weiter … Ein Prozess, der von selbst wieder vorbeigeht. Ohne dass du etwas dazu tun musst. Du vertraust darauf, dass sich das Wetter beruhigt. Weil es ein ganz natürlicher Ablauf ist. Weil sich das Wetter immer beruhigt. Weil du dem Wetter ein gewisses Wurschtigkeitsgefühl entgegenbringen kannst. Wie den Prozessen in deinem Kopf und deinem Körper. Sie beruhigen sich. So wie sie das schon Hunderte Male getan haben. Lass es vorbeiziehen, das Gedankengewitter. Lass es weiterziehen, das Gefühlsgewitter. Beobachte es einfach. Mit einem Wurschtigkeitsgefühl. Auch, wenn es nicht angenehm ist. Es geht vorbei. Wie jedes Mal. Vertrau drauf. Vertrau dir.

Ein Gedanke, der hilfreich sein kann: »Jetzt ist die Angst ohnehin schon da. Dann soll sie eben da sein. Ich mache trotzdem meine Sache weiter.«

Ein Wurschtigkeitsgefühl der Angst und Panik gegenüber aufzubauen, bedeutet, dich nicht von deinem Vorhaben, das du gerade machen wolltest, abbringen zu lassen. Ihr einfach nicht so eine große Bedeutung beizumessen. Ja, dann zwickt es eben in der Bauchgegend wegen der Angst – mir doch wurscht! Ja, dann legt die Angst eben den Horrorfilm ein und gaukelt mir vor, welche Krankheiten mir bevorstehen – ist ja nur die Meinung der Angst, mir doch wurscht! Ja, dann fühl ich mich eben wieder unruhig und nervös wegen der Angst – kann ich gerade nicht ändern, mir doch wurscht!

## WIE KANNST DU DAS AUSPROBIEREN?

Wenn dir die Angst wieder etwas vorgaukelt, sag ihr, dass dir das völlig wurscht ist. Sei dir im Klaren, dass die Angst anfangs noch mit vielen Argumenten und Horrorgeschichten aufwarten wird. Dein Job ist es, so gut es geht, in der Wurschtigkeitshaltung zu bleiben. Auch wenn du dir die Rolle anfangs selbst noch nicht abkaufst und innerlich bei jeder neuen Horrorgeschichte zusammenzuckst. Lass dir das nicht anmerken!

Und so gehst du jetzt nach und nach mit allen Geschichten der Angst um. Wenn sie dir die nächste Schauergeschichte auftischt, dann sagst du: »Aha, das ist ja spannend, was du dir schon wieder für eine Geschichte ausgedacht hast.« Dann schmunzelst du in dich hinein und denkst dir »So einen Schwachsinn habe ich ja noch nie gehört« und machst deine Sache weiter. Es ist dir ganz einfach wurscht. Lass dich nicht mehr von der Angst veräppeln. Diese Lügenmärchen kann sie jemand anderem erzählen.

### MERK DIR DAS

Ändere deine Haltung der Angst gegenüber. Wenn du ihr angespannt gegenübertrittst und auf jede ihrer Geschichten einsteigst, hat sie ein leichtes Spiel und reißt dich mit. Leg dir eine Wurschtigkeitshaltung zu. Du lässt sie da sein, gibst dich aber betont lässig und locker. Tust so, als ob sie dir egal wäre. Da sie dir ohnehin nichts anhaben kann. Angst ist nur ein Gefühl.

### NIMM DIR DIESE GEDANKEN MIT

- Ich spüre eine Leichtigkeit und Gelassenheit in mir. Bin mir meiner Stärke bewusst. Lasse mich von Gefühlen nicht einschüchtern. Behalte die Oberhand.
- Ich begegne den Dingen, die auf mich zukommen, mit einer Lockerheit und Wurschtigkeit. Ich weiß: Alles geht vorbei.

### PROBIERE DAS AUS

Probiere die Wurschtigkeitshaltung fürs Erste in einer Situation, die dir bewältigbar erscheint. Die vielleicht auch gar nichts mit der Angst zu tun hat. Vielleicht in einer Situation im Job. Oder in deiner Partnerschaft. Wenn du normalerweise in so einer Situation emotional reagierst, erinnere dich an deine Haltung der Wurschtigkeit. Geh mit Wurschtigkeit an die Sache heran. Und schau, ob dir diese Haltung liegt. Wenn du sie vorerst in einer bewältigbaren Situation ausprobierst und für dich testest, kannst du sie später umso leichter auch in einer schwierigeren Situation abrufen.

# TOOL #13:

## LEG DIR EINE DRAUFGÄNGER-HALTUNG ZU!

Ich habe dir in diesem Kapitel schon von zwei Haltungen erzählt, wie du der Angst gegenübertreten kannst: die der Akzeptanz und die der Wurschtigkeit. Und es gibt noch eine Haltung, die ich wichtig finde. Damit du jetzt nicht verwirrt bist, warum es so viele Haltungen gibt: Es gibt unterschiedliche Ängste und unterschiedliche Tagesverfassungen von dir. Und es passt vielleicht nicht jede Haltung zu jeder Angst. Und es passt nicht jede Haltung an jedem Tag. Außerdem fließen die Haltungen ja auch irgendwie ineinander. Hol dir für dich das Wertvollste aus den Haltungen heraus und bastle deine eigene Haltung zusammen. Möglich ist auch die Draufgänger-Haltung.

Ein Draufgänger ist eine Person, die »auf etwas losgeht«, sich nicht abhalten lässt und die sich ohne zu zögern auch gefährlichen Aufgaben stellt. Draufgänger sind Menschen, die sich spontan schwierigen Herausforderungen stellen. Sie haben ein Ziel vor Augen und denken wenig an die Gefahren, die dabei lauern können. Ein Draufgänger hat keine Angst. Ein Draufgänger »macht einfach«.

Sind ängstliche Menschen Draufgänger? Nein, definitiv nicht. Menschen mit Ängsten und Panikzuständen machen eigentlich genau das Gegenteil von dem, was ein Draufgänger tun würde: Sie gehen meistens sehr vorsichtig durchs Leben. Sie tun nichts, wobei man in Gefahr kommt. Sie tun möglichst nichts, das zu einer Panikattacke führen kann. Sie sprechen über nichts, was die Ängste schürt. Sie vermeiden Situationen, die ihnen gefährlich werden könnten. Sie vermeiden Situationen, vor denen sie Angst haben. Am liebsten würden sie sich selbst und alle ihre Liebsten in Watte packen und in einen vollständig abgesicherten Bereich sperren, in dem niemals etwas passieren kann.

Doch du weißt, was dann passiert: Die Ängste werden noch größer. Es werden noch mehr Horrorszenarien in ihrem Kopf auftauchen und sie werden das Gefühl haben, dass sie sich noch mehr schützen müssen. Weil es immer irgendetwas gibt, vor dem sie Angst haben können. Und wenn die eine Gefahr beiseitegeschafft ist, taucht in den Köpfen von ängstlichen Menschen schon die nächste auf. Der Fantasie sind da keine Grenzen gesetzt.

Warum ist das so? Wenn wir alles vermeiden, werden wir nie die Erfahrung machen, dass wir stark genug sind, uns unseren Ängsten stellen zu können. Wir werden nie die Erfahrung machen, dass Dinge gut ausgehen können. Richtig gut sogar. Wir bekommen kein Selbstvertrauen, dass wir etwas schaffen können. Wir werden nie erfahren, dass wir Schwierigkeiten überwinden können. Wir werden nicht erleben, dass wir an den Herausforderungen gewachsen sind.

*Wir werden nie die Erfahrung machen, dass die Angst nicht recht hatte mit ihren Horrorgeschichten.*

Vermeidung von Angstsituationen und Angstgedanken führt also nicht dazu, dass wir uns sicherer fühlen. Ganz im Gegenteil. Meist werden wir noch unsicherer. Und das schürt wiederum unsere Ängste. Weil wir dadurch der Angst immer wieder recht geben. Indem wir vieles vermeiden, sagen wir der Angst indirekt immer wieder: »Ja, stimmt, ich tue das lieber nicht, da könnte etwas Schlimmes passieren.« Das heißt, wir bestätigen die Ansichten der Angst immer und immer wieder. Und deswegen bleibt sie.

## NEUE HALTUNG – NEUE ERFAHRUNG

Wenn du schon länger mit einer ängstlichen Haltung durchs Leben gehst, dann wird sich das Folgende anfangs noch ungewöhnlich anfühlen. Aber vielleicht kannst du dich für den Moment einfach einmal gedanklich darauf einlassen.

Stell dir einmal vor, du würdest einer kleineren Angst von dir mit einer Draufgänger-Haltung begegnen. Du musst ja nicht gleich mit der allergrößten Angst beginnen. Also: komplett lässig. Kopf hoch, Schultern zurück, Brust raus. Voller Selbstvertrauen. Du bist hier der Boss. Vielleicht schiebst du dir noch einen Weizenhalm zwischen die Zähne, ziehst dir die Krempe deines Cowboyhuts etwas tiefer ins Gesicht und strotzt nur so vor Selbstbewusstsein (muss ja niemand wissen, dass dir die Knie schlackern).

Es geht darum, dass du diese Stärke in dir förmlich spürst. Diese Lockerheit. Die Lässigkeit. Eine Selbstverständlichkeit, mit der du an Dinge herangehst. Als wenn du es nie anders gemacht hättest. Eine Verspieltheit. Und eine Power, die du im ganzen Körper spüren kannst. Und auch, wenn du dir diese neue Haltung selbst noch nicht ganz abnimmst – tu einfach mal so, als hättest du sie schon. Leg ein Selbstbewusstsein und eine Klarheit gegenüber deinen Ängsten an den Tag, wie es deine Ängste noch nie erlebt haben. Du wirst sehen, die werden mit den Ohren schlackern.

Und überprüfe für dich: Wie verändert sich deine Stimmlage? Wahrscheinlich würdest du jetzt laut und klar und deutlich sprechen. Wie verändert sich dein Gang? Du würdest fest am Boden stehen oder zielstrebig gehen. Wie verändert sich deine Einstellung? Du würdest fest davon überzeugt sein, dass du das schaffst. Dass du die Dinge anpackst. Da gibt es kein Hadern und kein Zweifeln.

Und wie stehst du zur Angst? Du wärst felsenfest davon überzeugt, dass es auch eine andere Meinung gibt als die, die dir die Angst vorgaukelt. Du weißt, dass es glückliche Momente ohne

Angst gibt, dass du voller Zuversicht sein kannst und eine unerschütterliche Stärke in dir fühlst.

Und wenn du dich in diese Draufgänger- oder Powerhaltung schon etwas einfühlen konntest, dann hol jetzt mal die Angst dazu und tritt ihr mit dieser Stärke und mit dieser Kraft gegenüber. Spüre die Klarheit in dir. Spüre deine Power.

Wie fühlt sich das an?

Merkst du einen kleinen Unterschied? Bemerkst du, dass du dich nicht mehr so klein fühlst, wenn du ihr gegenüberstehst? Bemerkst du, wie dich das plötzlich stark werden lässt? Kannst du sehen, dass sich die Angst plötzlich ein bisschen verändert? Dass sie sich vielleicht nicht mehr ganz so groß und unüberwindbar anfühlt. Vielleicht ist sie sogar einen kleinen Schritt zurückgewichen. Und das kennst du vielleicht gar nicht von deiner Angst, die immer so dominant aufgetreten ist und keine Widerworte zugelassen hat. Und weißt du, warum sie sich gerade verändert? Weil du dich verändert hast.

## VERÄNDERE DU DEINE HALTUNG UND DIE ANGST WIRD SICH VERÄNDERN

Die Angst hat immer nur so viel Macht, wie du ihr gibst. Und vielleicht ist es für den Anfang nur ein kleiner Funken, den du gerade gespürt hast. Ein kleiner Ansatz davon, dass du bemerkt hast, dass das alles doch nicht ganz so ist, wie die Angst immer sagt. Aber an diesem Funken kann man ansetzen. Denn ich weiß, wenn man schon jahrelang an Ängsten leidet, verschwinden die nicht über Nacht. Aber es geht darum, sich Schritt für Schritt sein Leben zurückzuholen. Irgendwo müssen wir ja anfangen. Und die Haltung der Angst gegenüber kann ein enorm wichtiger Punkt sein. Denn die Draufgänger-Haltung bedeutet auch, der Angst zu vermitteln: Ich glaube dir nicht mehr alles, was du sagst. Ich tue nicht mehr alles, was du sagst. Und: Ich bin ab sofort wieder der Boss. Ich bin wieder der Chef, die Chefin in meinem

Kopf und ich bestimme, wo es langgeht. Ich nehme mein Leben wieder in die Hand. Ich möchte wieder die Dinge machen und unternehmen, die ich gern machen möchte. Ich möchte wieder locker und ausgelassen sein. Ich möchte mich wieder freuen können. Ich lasse mir nicht mehr von dir diktieren, wo es in meinem Leben langgeht.

Hinterfrage mal all die kleinen Glaubenssätze, die dir die Angst eingepflanzt hat. Hinterfrage mal alles, das du wegen der Angst vermeidest. Hinterfrage alle Dinge, die du wegen der Angst nicht machst. Willst du wirklich so leben? Willst du der Angst weiterhin jeden Blödsinn glauben? Willst du weiterhin die Angst bestimmen lassen, was du in deinem Leben machen darfst und was nicht?

*Hol dir dein Leben zurück.*
*Hol dir deinen Mut, deine Kraft*
*und deinen Tatendrang zurück!*

Dafür kann die Draufgänger-Haltung enorm hilfreich sein. Diese Haltung sagt auch: Ich habe nichts zu verlieren. Ich gehe jetzt einfach drauflos, ohne Rücksicht auf Verluste. Ich mache das jetzt einfach und schaue, was passiert.

Denn seien wir mal ehrlich: Es ist nur Angst. Nichts weiter. Sorry, aber du lässt von einem lächerlichen Gefühl dein Leben bestimmen? Echt jetzt? Wie lange willst du das noch machen?

Und nicht, dass du mich jetzt falsch verstehst – ich weiß genau, wie überzeugend die Angst sein kann. Und wie real sie sich anfühlt. Aber ich weiß auch, wie viele Lebensjahre man verlieren kann, die man voll Angst verbringt. Und darum sollen diese Zeilen keine Anklage sein, sondern ein Aufrütteln, ein Wachrütteln. Du hast es so was von verdient, dass du ein entspanntes und glückliches Leben ohne Angst und Panik führst. Und darum packen wir das jetzt an. Sei ein Draufgänger, eine Draufgängerin!

Und hol dir eine Selbstverständlichkeit in dein Leben zurück. Und mit Selbstverständlichkeit meine ich, dass du auf eine angsteinflößende Situation zugehst, als wenn da nie Angst gewesen wäre. Denn die Angst gaukelt dir etwas vor. Und versteh mich bitte nicht falsch: Angst hat ihre Berechtigung, das hast du von mir schon einige Male gelesen. Aber bei Ängsten, die zu Erkrankungen ausarten, hat die Angst keine Schutzfunktion mehr. Denn wenn du zum Beispiel Panikattacken im Supermarkt bekommst, wovor genau will dich die Angst da schützen? Ist das eine sinnvolle Angst? Die dich von etwas Gefährlichem zurückhält? Definitiv nicht! Sie hat ein Eigenleben entwickelt. Hat sich automatisiert. Und da kann es wichtig sein, sich eine Powerhaltung zuzulegen, wie ein Draufgänger, der keine Angst kennt. Der mit einer Selbstverständlichkeit an die Sache herangeht. Da es im Supermarkt EINFACH KEINE GEFAHR GIBT. PUNKT. AUS. BASTA. ENDE.

## MERK DIR DAS

Die Angst lebt davon, dass wir Angst vor ihr haben. Dass wir uns klein machen. Dass wir ihr glauben. Dadurch wird sie mächtiger und größer. Tritt deiner Angst mit einer anderen Haltung gegenüber. Auch wenn dir die Knie schlottern: Schau sie an und schwelle deine Brust. Zeig ihr ab heute nicht mehr, dass du Angst vor ihr hast. Du zeigst ihr ab heute, dass du stärker bist. Dass du dir dein Leben zurückholst. Mach dir klar, dass sich die Angst verändert, wenn du dich veränderst. Schultern zurück und Brust raus. Los geht's. Wir schaffen das.

## NIMM DIR DIESE GEDANKEN MIT

- Ich spüre diese Stärke in mir. Eine Stärke, von der ich dachte, dass sie verloren gegangen ist. Sie war immer da. Und ist es noch immer. Ich erinnere mich an sie. Ruf sie wieder in mir wach. Diese Stärke sagt mir, dass ich das schaffen kann. Dass ich einen unbändigen Willen habe, etwas an meiner Situation zu ändern. Und jetzt bereit dazu bin. Dass ich jetzt stark genug dafür bin. Ich atme ein und atme aus, verbinde mich mit all dieser Power und flute meinen ganzen Körper damit. Mit all dieser Kraft stehe ich der Angst gegenüber und sage: »Komm schon her, Angst, wenn du dich traust. Ich bin mir meiner Stärke jetzt wieder bewusst. Ich weiche ab heute nicht mehr vor dir zurück. Liebe Angst, ich habe ab heute keine Angst mehr vor dir.«

## PROBIERE DAS AUS

Experimentiere mal ein bisschen mit deiner Körperhaltung. Wie fühlt sich eine Draufgänger-Powerhaltung körperlich an? Mit welcher Körperhaltung fühlst du dich besonders stark? Wenn wir ängstlich sind, sind wir oft geduckt, der Blick geht eher nach unten, wir verlieren den Weitblick, wir sacken zusammen. Streck deine Arme so weit wie möglich aus und nimm dir deinen Raum. Zu den Seiten und auch nach oben. Steh mit beiden Beinen stabil auf dem Boden. Achte dabei auf einen festen Stand. Lass deinen Blick rund um dich kreisen – schau so weit in die Ferne, wie es geht. Beanspruche wieder deinen Raum für dich. Lass dich von der Angst nicht klein machen. Mach dich groß und weit. Du bist größer als die Angst.

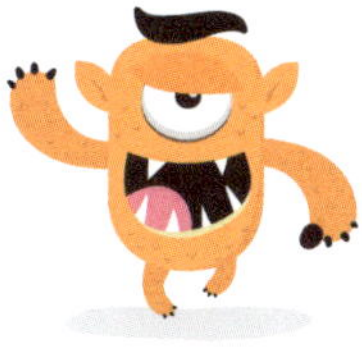

# TOOL #14:

## SCHLUSS MIT DIESER FIESEN ANGST VOR DER ANGST

Was ist die Angst vor der Angst? Es ist die Angst davor, dass die Angst wieder auftaucht. Man nennt es auch Erwartungsangst und es ist für viele Betroffene schlimmer als die Angstsituation selbst. Das Doofe an der Erwartungsangst ist nämlich, dass wir dadurch ständig in Alarmbereitschaft sind. So wie ein Feuerwehrmann oder eine Feuerwehrfrau, die wissen, dass es heute Nacht viele Einsätze geben dürfte, und die nur darauf warten, wann es endlich losgeht. Das Nervensystem fährt dann gar nicht mehr in den Entspannungsmodus herunter, weil man ja allzeit bereit sein soll. Und noch mal: Das Nervensystem will uns eigentlich unterstützen und produziert Stresshormone am laufenden Band, da wir ja darauf warten, dass etwas Aufwühlendes passiert. Diese Stresshormone sollen uns dabei helfen, dass wir dann schnell kämpfen oder flüchten können. Doof nur, dass diese Stresshormone uns auch unruhig und nervös machen – ein Teufelskreis! Wenn dies länger andauert, wird man immer unsicherer und verliert irgendwann das Vertrauen in sich und in das Leben.

Vielleicht kennst du das selbst, dass du dir jetzt schon Sorgen machst, wie irgendeine Situation morgen ablaufen wird. Wie es dir gehen wird. Ob du dem Ganzen gewachsen sein wirst. Ob die Angst wieder auftaucht. Speziell Menschen, die unter Panikattacken leiden, haben sehr viel Angst davor, dass sie in einer bestimmten Situation wieder diesen schlimmen Gefühlen ausgeliefert sind. Dass sie nicht rechtzeitig weg, also flüchten können. Dass es peinlich für sie wird. Dass sie die Kontrolle über sich verlieren. Dass sie nicht schnell genug Hilfe bekommen. Bis ins kleinste Detail malen sie sich bildlich aus, wie diese Situation im allerschlimmsten Fall ablaufen wird. Und steigern sich dadurch manchmal schon davor so intensiv in das Worst-Case-Szenario hinein, dass sie schon eine Panikattacke bekommen – obwohl sie noch nicht einmal in der Situation sind!

Hier sieht man, wozu wir mit unserer Vorstellungskraft fähig sind. Und was wir in uns auslösen können. Denn diese Horrorszenarien in unserem Kopf fühlen sich für uns so an, als ob wir die Situation tatsächlich erleben. Und wir lösen allein durch unsere Vorstellung im Kopf in unserem Körper nahezu dieselben Angstreaktionen aus, als wenn wir in der Situation wären.

Bei Menschen mit aufdringlichen Angstgedanken ist das ähnlich. Sie schwirren mit ihren Gedanken meist in der Zukunft herum und malen sich aus, was ihnen oder ihren Liebsten passieren könnte. Dadurch haben sie in der jetzigen Situation bereits Angst und steigern sich durch ihre Angstgedanken immer weiter in die Angstgefühle hinein. Der Körper reagiert dann so, als ob er in einer Angstsituation wäre. Obwohl jetzt alle gesund und in Sicherheit sind.

## DAS GEHIRN NIMMT ALLES FÜR BARE MÜNZE

Warum reagiert unser Körper so stark, wenn wir uns eine Situation der Zukunft nur vorstellen? Unser Gehirn kann nicht unterscheiden, ob wir uns eine Situation nur vorstellen oder ob wir tatsächlich in dieser Situation sind. Darum reagiert unser Körper darauf, egal ob etwas nur in unseren Gedanken oder real passiert. In unserem Gehirn werden dieselben Netzwerke aktiv.

Lass mich dir das anhand eines Beispiels erklären: Du machst dir mit Freunden aus, dass ihr einen Film im Kino ansehen wollt. Mit einer Ladung Popcorn und einer Limo machst du es dir im Kinosessel gemütlich. Deine Freunde wollten irgendeinen Actionfilm ansehen, du hast dich gar nicht genauer damit beschäftigt. Das Licht geht aus, der Film beginnt. Je mehr Szenen über die Leinwand flimmern, umso schauriger werden die Bilder. Dein Puls geht hinauf. Du zuckst zusammen, als es immer spannender wird. Es gibt Szenen, in denen du richtig Angst hast. Offenbar ein Horrorfilm. Gar nicht so dein Genre, aber egal. Die Szenen werden so nervenaufreibend und gruselig, dass sich deine Finger in die Armlehnen des Kinositzes krallen und sich dein Oberkörper fest gegen die Lehne drückt. Die Hintergrundmusik des Films tut ihr Übriges. Einmal schreit der Kinosaal sogar auf, als es kaum mehr aushaltbar war …

STOPP!

Was passiert hier gerade?

Das ist nur ein Film. Auf einer Leinwand. Völlig harmlos. Es sind Schauspieler. Die werden dafür bezahlt.

Aaaaaaber: Dein Gehirn kann das nicht unterscheiden. Klar kannst du immer wieder dein rationales Denken dazuschalten und das wird die Sache etwas abkühlen. Wenn du nicht grundsätzlich unter starken Ängsten oder Panikzuständen leidest, ist das leichter möglich. Aber: Dein Körper produziert die völlig gleichen Reaktionen, wie wenn du tatsächlich Angst hast, wie wenn du in Gefahr bist. Faszinierend, oder? Du schwimmst also mit dem Gefühl mit, auch wenn es sich hier lediglich um Bilder auf einer Leinwand handelt – völlig harmlos! Und dein Körper reagiert auch darauf. Du kannst dich dem kaum entziehen.

*Du kannst allein durch deine Vorstellungskraft Angst in dir auslösen.*

Oder nehmen wir das Beispiel einer Zitrone: Stell dir vor, vor dir liegt eine wunderschöne, saftige, gelbe Zitrone. Du nimmst sie in die Hand und riechst daran. Wenn du die Zitrone zwischen deinen Händen reibst, bemerkst du schon das typisch Säuerliche. Nun schneidest du die Zitrone in zwei Hälften. Du siehst schon, wie der Saft herausquillt. Nimm eine Hälfte der Zitrone in die

Hand und drück sie leicht zusammen. Der Saft läuft dir über die Finger. Nun riechst du den Saft schon ganz deutlich. Und nun beißt du in die Zitrone hinein.

Wenn du diese Übung mitgemacht hast und dir jeden Schritt in deiner Vorstellung bildhaft ausgemalt hast, sollten zwei Dinge passiert sein: Dein Mund hat vermehrt Speichel produziert und du hast dein Gesicht verzogen. Was zeigt uns das? Deine Gedanken haben die enorme Kraft, deinen Körper zu einer Reaktion zu bringen. Dein Körper hat bei diesem Experiment so reagiert, als ob du tatsächlich in eine Zitrone gebissen hättest, obwohl du dir das nur vorgestellt hast. Es ist eine Tatsache: Dein Gehirn kümmert sich nicht darum, ob etwas Einbildung ist oder Realität. Es verarbeitet die Informationen wie ein Computer und behandelt jede so, als ob sie real sei.

So faszinierend das ist, umso doofer ist das für Menschen mit starken Ängsten und Panik. Denn auch hier kann das Gehirn nicht unterscheiden, ob wir uns eine Sache nur vorstellen oder ob wir tatsächlich in dieser Situation sind. Darum beschreiben so viele Menschen, dass sie eine innere Unruhe, starke Ängste oder eine Panikattacke bekommen, wenn sie nur an eine Sache denken. Wenn sie zum Beispiel daran denken, beim Arzt im Warteraum zu sitzen, werden sie Tage vorher schon nervös. Wenn sie daran denken, dass sie im Sommer in ein Flugzeug steigen »müssen«, sind sie im Februar schon unruhig. Wenn sie daran denken, auf die Autobahn aufzufahren, bricht schon der Schweiß aus. Wenn sie daran denken, dass sie eine bedrohliche Krankheit haben könnten, die nicht heilbar sein könnte, haben sie jetzt schon unheimliche Angst davor.

Was haben all diese Szenarien gemeinsam? Sie sind noch gar nicht eingetreten oder werden vielleicht auch nie eintreten. Diese Dinge sind irgendwann in der Zukunft oder treten vielleicht nie ein. Und diese Menschen haben jetzt schon ein Unwohlsein deswegen? Eigentlich doof, wenn man sich die Gegenwart »vermiest« mit (noch) gar nicht existierenden Dingen.

Du kannst dir zum Beispiel dein ganzes Leben lang Sorgen machen, dass du diese eine Krankheit bekommst. Hörst dein ganzes Leben in dich hinein. Kannst kaum etwas genießen. Bist schlecht gelaunt. Und mit 92 Jahren darfst du dann ein Resümee ziehen: Diese Sorge ist niemals eingetreten. Es ist nie wahr geworden. Doch wie kann man nun damit umgehen?

## SCHRITT 1: STOPP!

Sei dir im Klaren, dass dein Gehirn die Gedanken, mit denen du es fütterst, für wahr hält. Dein Gehirn kann das nicht unterscheiden. Es reagiert einfach auf deine Vorstellung. Achte also darauf, was du den ganzen Tag denkst und dir vorstellst. Wenn sich deine Gedanken in Richtung Angst oder Horrorszenario bewegen, mach einen Gedankenstopp. Hier kann es hilfreich sein, zu sich selbst ganz klar »STOPP« zu sagen. Und dann hol dich ins Hier und Jetzt zurück. Du bist jetzt in der Gegenwart. Du bist jetzt in Sicherheit. Jetzt geht es dir gut. Auf das Morgen hast du nicht viel Einfluss. Du darfst dir vertrauen.

Das kann vielleicht so aussehen:

- STOPP! Ich denke schon wieder zu viel in der Zukunft herum.
- STOPP! Ich kann die Zukunft ohnehin nicht voraussagen.
- STOPP! Ich konzentriere mich auf das Hier und Jetzt.
- STOPP! Ich bin in Sicherheit.
- STOPP! Ich kann nur die Situationen in meiner Gegenwart beeinflussen.
- STOPP! Ich vertraue mir, dass ich auch mit zukünftigen Situationen umgehen kann.
- STOPP! Um die Zukunft kümmere ich mich, wenn sie da ist.
- STOPP! Jetzt genieße ich die Gegenwart.
- STOPP! Ich bin die Chefin, der Chef in meinem Kopf.
- STOPP! Ich entscheide mich für hilfreiche Gedanken, denn ich bin der Mensch, der meine Gedanken auswählt.

## SCHRITT 2: VIELFALT AN MÖGLICHKEITEN

Mach dir klar, dass es unendlich viele Möglichkeiten gibt, wie eine Situation ausgehen kann. Die Angst erzählt dir natürlich die Schauermärchen und wählt die allerschlimmste Möglichkeit aus – das ist ihr Job. Sie will dich ja bestmöglich beschützen, darum will sie dich auf die schwierigste Variante vorbereiten. Es gibt aber auch Möglichkeiten, dass es gut ausgeht. Wichtig ist es deshalb, nicht in Angstgedanken stecken zu bleiben, sondern weiterzudenken.

Vielleicht so: Auch wenn ich diese Krankheit bekommen würde, was wäre dann? Wie würde ich damit umgehen? Wo würde ich mir Hilfe holen? Wer würde mich unterstützen? Welche Ressourcen habe ich? Wie geht es dann weiter?

Die Angst lässt uns oft im Schreck verharren. Wir sind wie gelähmt. Haben nur mehr dieses Bild der Krankheit im Kopf. Verlieren komplett die rationale Sicht dazu. Es geht aber nach jeder Krankheit, nach jedem Schicksalsschlag, nach jedem schwierigen Erlebnis weiter. Und damit will ich nichts beschönigen. Klar sind Schicksalsschläge hart. Sie können zermürbend sein. Und es gibt Menschen, die daran »zerbrechen«. Aber es gibt unzählige Menschen, die ihre Krisen überwinden. Die dadurch stärker wurden. Die sich wieder aufgerappelt haben. Die gesund wurden. Die wundervolle Unterstützung erfahren haben.

## SCHRITT 3: WAS DIE ANGST SAGT, SAGT NUR DIE ANGST

Wenn dir die Angst wieder einmal ihre Horrorfantasien auftischt, dann bezeichne diese für dich auch ganz genauso. Sag beispielsweise zu dir selbst:

- Ahja, das sagt jetzt gerade wieder die Angst dazu.
- Hier gaukelt mir die Angst wieder etwas vor.
- Spannend, welche Meinung die Angst dazu hat.
- Interessant, was ich da von meiner Angst höre.

Dann mach dir klar, dass es auch andere Meinungen dazu gibt. Was würde die Hoffnung dazu sagen? Der Mut? Die Zuversicht? Die Lebensfreude? Und dann lass diese konkret zu Wort kommen. Auch, wenn du dir diese anderen Meinungen dazu nicht ganz glaubst, formuliere sie konkret aus. Sag dir zum Beispiel:

- Der Mut sagt zum Thema Krankheiten, dass ich einen Weg finden werde, um damit umzugehen.
- Die Zuversicht sagt zum Thema Krankheiten, dass ich so ein gutes und stabiles Immunsystem habe, dass ich selten krank werde, weil ich gut auf mich achtgebe.

## SCHRITT 4: FOKUS AUFS POSITIVE

Befass dich mit positiven Dingen und such dir eine sinnvolle Beschäftigung. Und nein, ich sage dir jetzt auf keinen Fall »Denk einfach nur positiv«, denn jeder, der schon mal in so einer Lebenssituation steckte und von Ängsten und Panik überrollt wurde, weiß, dass das einfach nicht geht. Aber unser Gehirn ruft Inhalte leichter ab, mit denen wir uns oft beschäftigen. Das bedeutet, dass es dir diese Inhalte auch öfter präsentieren wird. Du kannst dich sicher noch erinnern, dass ich dir weiter oben von den Trampelpfaden in unserem Gehirn erzählt habe. Dies ist natürlich nur eine Metapher, aber es soll bedeuten, dass unser Gehirn leichter und schneller die altbekannten Trampelpfade geht. Das heißt, es tut sich leichter mit Dingen, die es schon kennt. Und in diesen Kreisen dreht es sich immer wieder.

Daher geht es nun um die Frage, womit du dein Gehirn »fütterst«? Steigst du immer in die alten Trampelpfade ein und drehst dich im Kreis? Oder gibst du deinem Gehirn einen Weg vor, den du gern haben möchtest?

An was möchtest du gern denken? Womit möchtest du dich befassen? Worüber möchtest du dir Gedanken machen? Wie möchtest du deinen Tag gestalten? Worauf richtest du deine Aufmerksamkeit? Was möchtest du tun?

Denn eine Sache darfst du dir bewusst machen: Dein Körper reagiert nicht nur, wenn du an etwas denkst, das dir Angst macht, sondern das geht auch mit allen anderen Gefühlen. Das heißt, wenn du dir schöne Erinnerungen hereinholst, wenn du an etwas denkst, das dir Freude macht, wenn du voller Hoffnung in die Zukunft schaust, dann reagiert dein Körper auch darauf.

Lass dein Köpfchen da oben also nicht allein entscheiden, in welche Trampelpfade es sich schon wieder hineinschleicht, sondern entscheide du es. Mach dir klar, dass du deinen Gedanken nicht ausgeliefert bist.

*Übernimm wieder du die Führung.*
*Die Angst hat sich lange genug ans Ruder gesetzt, jetzt machst das wieder du.*
*Denn du weißt, wie es geht. Du kannst das.*

## MERK DIR DAS

Unser Gehirn kann nicht unterscheiden, ob wir uns etwas nur gedanklich vorstellen oder ob wir tatsächlich in dieser Situation sind. Darum bekommen wir bei einem Horrorfilm Angst, obwohl wir im gemütlichen Kinosessel sitzen. Unser Gehirn aktiviert genau dieselben Areale, als ob wir in dieser Situation wären. Darum haben viele Menschen schon vor einer bestimmten Situation Angst, obwohl sie noch gar nicht dort sind. Um mit dieser Angst vor der Angst besser umgehen zu können, dürfen wir uns immer wieder ins Hier und Jetzt zurückholen. Denn wir schwirren mit unseren Gedanken zu viel in der Zukunft herum und produzieren Horrorszenarien, die so vielleicht nie eintreten.

### NIMM DIR DIESE GEDANKEN MIT

- Ich komme zurück zu mir. Hole all meine Gedanken und Gefühle, die herumschwirren, zurück auf den Boden. Auf den Boden der Tatsachen. Werde wieder klar im Kopf. Stehe fest auf dem Boden.
- Ich hole mich zurück ins Hier und Jetzt. Hier bin ich handlungsfähig.

### PROBIERE DAS AUS

Wenn es dir schwerfällt, deine herumschwirrenden Gedanken und Gefühle »einzufangen« und dich auf den Boden zurückzuholen, setze einen körperlichen Reiz. Das holt uns oft leichter aus dem Kopf ins Hier und Jetzt. Lass eiskaltes Wasser über deine Hände und Arme laufen. Leg dir ein Coolpack oder ein kaltes Tuch in den Nacken. Roll mit einem Igelball über deine Haut. Öffne das Fenster und lass kalte Luft herein. Zieh Schuhe und Socken aus, lauf ein Stück in einer Wiese und spür die Grashalme unter deinen Fußsohlen. Oder mach etwas ganz anderes, das dich aus deinem Muster herausholt. Probiere aus, was sich für den Moment richtig anfühlt.

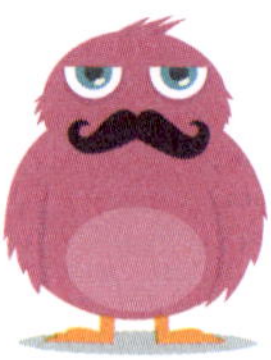

# TOOL #15:

## DIR UND DEINEM KÖRPER WIEDER VERTRAUEN

Wenn wir viel und lange unter Ängsten oder Panikattacken leiden, haben wir meistens eine Sache verloren: Vertrauen. Wir vertrauen unserem Körper nicht mehr. Wir vertrauen unserem Kopf nicht mehr. Wir vertrauen dem Leben nicht mehr. Wir vertrauen uns selbst nicht mehr.

So viele Menschen beschreiben, dass das Leben um so vieles leichter war, bevor Ängste und Panik zu ihnen kamen. Sie konnten das Leben unbeschwerter genießen, freuten sich auf den nächsten Tag, konnten ausgelassen sein und alles fühlte sich einfach normal an. Klar hatte man mal die eine Sorge da oder die kleine Angst dort, aber im Prinzip fühlte sich das Leben »machbar« und »schaffbar« an. Und dieses Gefühl ist Menschen mit starken Ängsten verloren gegangen. Sie fühlen sich vielfach überwältigt. Nicht mehr Herr oder Herrin der Lage. Fühlen sich, wie wenn sie die Kontrolle verlieren. Über ihren Körper. Über ihre Gedanken. Über das Leben. Über sich.

Der Körper macht scheinbar, was er will. Produziert Symptome oder Körpersignale am laufenden Band. Die Gedankenmaschine ist rund um die Uhr aktiv. Produziert Sorgen, Ängste und angsteinflößende Gedanken. Und wir sind irgendwo da mittendrin. Schwimmen wie im aufgewühlten Meer um unser Leben. Drohen jeden Moment zu ertrinken. Versuchen, uns panisch irgendwie über Wasser zu halten. Paddeln und paddeln. Spucken Salzwasser aus. Verschlucken zu viel. Schwimmen wie gegen die Strömung. Nirgendwo Land in Sicht. Reißen unsere Arme und Beine hektisch herum.

Der beste Rat, den ich dir dafür geben kann, ist: Dreh dich auf den Rücken und lass dich auf dem Wasser treiben. Und vertraue. Das Wasser wird dich tragen. Du musst nichts dazu tun. Das passiert ganz automatisch. Lass los. Und lass es zu. Auf einmal wird es leicht. Die Wellen wiegen dich auf und ab. Du brauchst keine Kraftanstrengung.

*Du darfst deinem Körper vertrauen.
Und du darfst dem Meereswasser vertrauen.
Stemm dich nicht dagegen. Kämpfe nicht.
Lass dich treiben.*

Das ist ein Punkt, den wir bei Ängsten auch wieder lernen dürfen: vertrauen. Die Dinge passieren ohnehin so, wie sie passieren. Da hilft kein Dagegenstemmen, kein Kämpfen, kein Darübergrübeln. Du darfst dem Fluss des Lebens vertrauen. Dinge kommen und gehen. Menschen kommen und gehen. Schwierige Zeiten kommen und gehen. Schöne Zeiten kommen und gehen. Herausforderndes kommt und geht. Aufregendes kommt und geht. Freudiges kommt und geht. Das ist das Leben.

Aber du darfst eines nie vergessen: Du kannst damit umgehen. Du hast in deinem Leben schon so viel gemeistert. Du hast eine enorme Widerstandskraft in dir. Du hast schon so viel geschafft. So viel überwunden. Ist dir das bewusst? Falls nein, dann nimm dir jetzt einen Moment Zeit für die folgende Praxis.

## MACH DIR DEINE KRAFT BEWUSST

Wenn du magst, leg eine Hand auf deinen Bauch, atme ruhig ein und lange aus.
Verbinde dich mit deiner Stärke.
Mit deiner inneren Weisheit.
Deinem Durchhaltevermögen.
Deiner Entschlossenheit.
Deiner Widerstandskraft.
Den vielen Dingen, die du schon geschafft hast.
Dem Wissen, dass es weitergeht, egal, was kommt.
Dem Wissen, dass du noch vieles meistern wirst.
Dass du zu Lösungen kommen wirst.
Dass du in schwierigen Momenten wissen wirst, was zu tun ist.
Verbinde dich mit dem Vertrauen.
Dem Vertrauen in deinen Körper.
Dass er sich immer wieder beruhigen kann.
Wenn es auch noch so aufwühlend war.
Dass Angst nur bedeutet, dass dein Nervensystem in die Höhe schießt.
Verbinde dich mit dem Vertrauen in deinen Kopf.
Dass er immer wieder einen Weg aus dem Gedankenkarussell finden kann.
Wenn er sich auch noch so lange mitgedreht hat.
Dass Angstgedanken keine Tatsachen sind.
Verbinde dich mit dem Vertrauen in das Leben.
Atme ruhig ein und lange aus.
Lass dich treiben.
Wie auf dem Wasser.
Vertraue dir.
Du findest immer wieder in deinen inneren Frieden zurück.
Den kann dir niemand nehmen.
Du trägst die Ruhe und Gelassenheit bereits in dir.
Du darfst dich wieder damit verbinden.

## MERK DIR DAS

Du darfst lernen, deinem Körper wieder zu vertrauen. Angst bedeutet lediglich, dass deine Gefühlswelt, dein Körper und deine Gedanken in Aufruhr sind. Diese Reaktionen scheinen unkontrollierbar. Das sind sie aber nicht. Du kannst auf diese Gefühle einwirken. Du kannst diese Dinge verändern. Du kannst Gedanken und Gefühle beruhigen. Steig nicht in das Karussell mit ein. Bleib etwas abseits stehen. Atme ruhig und sei dir bewusst, dass alles wieder ruhiger wird, wenn du selbst Ruhe in dein System bringst. Du kannst so viel mehr schaffen, als du dir jetzt zutraust. Du hast schon so viel mehr gemeistert, als du je dachtest. Finde in deine innere Stärke zurück. Vertrau dir.

## NIMM DIR DIESE GEDANKEN MIT

- Es gibt eine Weisheit in mir, die immer weiß, was zu tun ist. Ich darf mich treiben lassen. Ich darf dieser Weisheit vertrauen.
- Ich verbinde mich mit meiner inneren Weisheit.
- Ich darf loslassen. Und werde getragen.

## PROBIERE DAS AUS

Leg dich auf den Boden. Wenn du magst, leg eine Hand auf deinen Bauch und lass alles los. Lass jeden Gedanken los. Lass jedes Gefühl los. Lass jede Körperempfindung los. Lass los. Und versinke ins Vertrauen. Du musst gar nichts. Du musst jetzt gar nichts tun. Du vertraust einfach nur. Dem Moment. Und dir selbst. Entspannst dich in dieses Vertrauen hinein. Lässt für einen Moment alles so sein, wie es ist. Nichts verändern müssen. Nichts tun müssen. Nichts schaffen müssen. Nichts. Einfach nichts. Du musst gar nichts. Atme ein. Und atme aus.

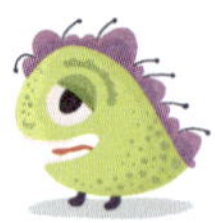

# TOOL #16:
## ALS HÄTTEST DU ES BEREITS GESCHAFFT

Das Gute ist: Man kann nicht zwei gegensätzliche Gefühle gleichzeitig haben. Du kannst nicht gleichzeitig total Angst haben und glücklich sein. Du kannst nicht voller Neugierde auf etwas sein und gleichzeitig wütend. Du kannst nicht stinksauer auf jemanden sein und gleichzeitig panisch. Warum ist das so? Dein Gehirn benutzt verschiedene Gehirnregionen für verschiedene Stimmungslagen. Und während dein Gehirn die eine Region nutzt, ist die andere gehemmt oder nicht aktiv.

Wie können wir diesen Umstand nun im Umgang mit Angst und Panik nutzen? Stell dir vor, du hast morgen ein wichtiges Gespräch und schon etwas Bammel davor. Dein Magen macht dir deswegen schon wieder zu schaffen, du hast die letzten Tage kaum geschlafen und bist unruhig. In deinem Kopf spielst du immer wieder Szenarien durch, wie das Gespräch ablaufen kann. Man könnte sie auf einer Skala von »mies« bis »völliges Desaster« einordnen. Du stellst dir vor, dass du etwas Peinliches sagst. Dass deine Stimme aufgrund deiner Nervosität versagt. Dass du Panik bekommst. Und so weiter.

Was kannst du tun? Hast du dich schon einmal ganz bewusst in eine andere Stimmungslage gebracht? Hast du dir schon einmal vorgestellt, du hättest eine Situation, wegen der du Angst hast, gemeistert? Und ich meine jetzt so richtig mit allem Drum und Dran. Mit all deinen Körperempfindungen, deinen Gedanken und Gefühlen. Lass uns das mal gemeinsam durchspielen:

Stell dir vor, du hast eine Angstsituation bombastisch und fantastisch gemeistert. Du verlässt gerade das Gebäude, in dem du dich deiner Angst gestellt hast, mit einem riesigen Megalächeln im Gesicht, weil du dich so freust. Die Sonne scheint. Du bist so richtig stolz auf dich. Vielleicht legst du noch ein kleines Tänzchen auf den Asphalt und drehst dich drei Mal um die eigene Achse. Du spürst diese kraftgebende Energie in deinem ganzen Körper. Von den Haaren bis zu den Zehenspitzen. Du könntest Bäume ausreißen. Die Welt umarmen. Die Erleichterung strömt in Wellen durch deinen ganzen Körper. Wahrscheinlich trällerst du ein kleines Liedchen vor dich hin. Lässt einen riesigen Seufzer los. Spürst Lockerheit in deinem ganzen Körper, merkst richtig, wie du alle Anspannung loslässt und dich richtig befreit und entspannt fühlst.

Na, wie fühlt sich das an? Richtig gut, oder? Vielleicht merkst du sogar jetzt schon beim Lesen, wie sich ein gutes Gefühl in dir breitmacht.

Was passiert dabei in deinem Gehirn? Es kann nicht diese Lockerheit und Freude und Erleichterung »produzieren« und gleichzeitig Angst hervorrufen. Es aktiviert die Region, die für Freude und Lockerheit zuständig ist.

Also: Gib deinem Gehirn vor, welches Gefühl es gerade produzieren soll, indem du dich völlig in diesem Gefühl badest. Das klappt, glaub mir. Auch wenn man das anfangs nicht ganz glauben kann und es ein bisschen Übung braucht. Und am besten gelingt es, wenn du auch Körper und Gedanken in dieses Experiment miteinbeziehst. Wenn du also deinen Körper in eine lockere, entspannte Haltung bringst, deine Gedanken in eine freudige und losgelöste Richtung lenkst und Gefühle von Leichtigkeit und Ausgelassensein hervorrufst, hat die Angst eigentlich keine Chance mehr. Bade vollkommen im Glücklichsein, Ausgelassensein und Voller-Freude-Sein.

Du lenkst deine Gefühle und Körperempfindungen in die Richtung, wo du hinmöchtest. Du bist viel stärker, als du denkst.

Geh heute den ersten kleinen Schritt in die gewünschte Richtung. Los geht's! Mit einem Lächeln im Gesicht.

## MERK DIR DAS

Angst zieht uns mit ihrer ganzen Kraft in unangenehme Gedanken, unangenehme Gefühle und unangenehme Körperempfindungen hinein. Wenn das nächste Mal Angst auftaucht, versuche Folgendes: Bringe dich ganz bewusst in eine andere Stimmungslage. Ohne gegen die Angst zu kämpfen (denn wir wissen mittlerweile, dass sie das nur stärker macht), sondern mit Lockerheit und Leichtigkeit, indem du dich gedanklich und auf der Gefühls- und Körperebene in eine andere Verfassung bringst.

## NIMM DIESE GEDANKEN MIT

- Ich kann leichtfüßig zwischen meinen Gefühlen hin und her wechseln.
- Gefühle kommen und gehen. Ich lasse sie fließen.

## PROBIERE DAS AUS

Leg dir ein Notizbuch zu, in das du schöne Momente schreibst. Oder mach immer ein Foto von solchen Momenten und leg dir auf deinem Handy ein Album mit diesen »guten Momenten« an. Schau immer wieder in das Notizbuch oder in das Album auf dem Handy und beweg dich gefühlsmäßig in diese Momente hinein. Versuche, dich mit allen Sinnen daran zu erinnern. Was hast du gesehen? Was hast du gehört? Was hast du gerochen? Hast du etwas geschmeckt? Gespürt oder gedacht? Wie hast du dich gefühlt? Sinke in diese Erinnerung hinein. Und mach dir bewusst, was das in deinem Körper Schönes auslöst. Dein Körper reagiert darauf.

Nutze diese Fähigkeit auch immer mal wieder im Alltag, um innerlich zur Ruhe zu kommen. Du darfst lernen, deine Gedanken und deinen Körper in die Ruhe und in die Freude zurückzuführen. Du hast darauf Einfluss.

## FAZIT: DIE GEFÜHLSSEITE DER ANGST

Sich mit den Gefühlen und der Haltung dazu auseinanderzusetzen, ist ein wichtiger Punkt, wenn wir Angst und Panik bewältigen wollen. Angst und Panik sind Gefühle, von denen wir uns völlig überrollt fühlen können. Ausgeliefert. Machtlos. Hilflos. Als ob man nichts dagegen tun kann. Es »überkommt« uns, es passiert mit uns und wir können dem nichts dagegensetzen …

Das stimmt aber nicht. Definitiv nicht.

Und an diesem Punkt muss man intensiv arbeiten, wenn man wieder sein eigener Chef, seine eigene Chefin werden will. Denn das Gefühl, dass man ohnehin nichts tun kann, bewirkt, dass Betroffene wirklich aufgeben und gar nichts mehr zu verändern versuchen. Dass sie einfach »damit leben«, dass sie eben ständig Angst und Panik haben. Leider verhärten sich die Symptome dadurch noch, weil man im Kreislauf der Angst hängen bleibt. So bestätigen sich die Symptome immer wieder selbst.

*Du musst aber nicht mit Angst und Panik leben!*
*Du kannst eine andere Haltung*
*an den Tag legen.*

In diesem Kapitel haben wir gesehen, was wir in unserer Gefühlswelt durch unsere Gedanken auslösen können. Obwohl keine tatsächliche Gefahr da ist. Der Körper reagiert. Und du darfst dich daran machen, diese ausgelösten Reaktionen wieder rückgängig zu machen. Du darfst liebevoll und beruhigend mit dir selbst sprechen und auf dich einwirken.

Bei all diesen Punkten bezüglich der Gefühle geht es darum, dass wir der Angst anders gegenübertreten als bisher. Dass wir nicht in ihren Kreislauf einsteigen und die Symptome hochschaukeln.

- Wir dürfen uns beruhigen, um das Nervensystem wieder herunterzufahren.
- Wir dürfen der Angst Akzeptanz entgegenbringen.
- Wir dürfen uns Menschen zu Hilfe holen, die uns beruhigen.
- Wir dürfen ein Wurschtigkeitsgefühl entwickeln.
- Wir dürfen eine Draufgänger-Haltung an den Tag legen.
- Wir dürfen uns, statt Angst vor der Angst zu haben, ins Hier und Jetzt zurückbringen.
- Wir dürfen lernen, uns und unserem Körper wieder zu vertrauen.
- Wir dürfen so tun, als hätten wir eine Situation bereits gemeistert, und uns schon jetzt in diese Stimmungslage bringen.

Es gibt ganz viele Möglichkeiten, der Angst gegenüberzutreten. Ab heute machen wir das auf keinen Fall mehr geduckt und ehrfürchtig. Denn dann hat sie ein leichtes Spiel mit uns. Ab heute legst du eine andere Haltung an den Tag. Du darfst gespannt sein, was sich dadurch verändert.

Ich wünsche dir, dass du eine draufgängerische Wurschtigkeitshaltung an den Tag legen kannst, in der du alles, was auf dich zukommt, mit vollstem Vertrauen akzeptieren kannst. Und dass deswegen die Angst, wenn sie das nächste Mal an deine Tür klopft und du öffnest, auf dem Absatz kehrtmacht, weil sie denkt, sich in der Tür geirrt zu haben.

Wir schaffen das. Glaub an dich.

# Liebe Gedanken, ich glaube euch nicht alles

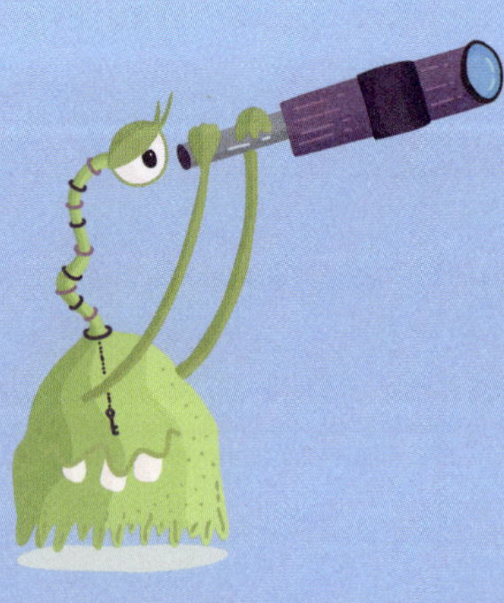

Auch unsere Gedanken haben eine enorme Macht. Und dieser sind wir uns oft gar nicht bewusst. Denk noch mal an das Beispiel der Zitrone. Allein durch die gedankliche Vorstellung, in eine Zitrone zu beißen, kannst du die entsprechenden körperlichen Reaktionen auslösen. Lass uns in diesem Kapitel schauen, wie wir die Macht der Gedanken für uns und unseren Umgang mit Ängsten und Panik nutzen können.

# GEDANKEN SIND KEINE TATSACHEN

Wenn wir in schönen Urlaubserinnerungen schwelgen, können wir das Wohlgefühl in uns spüren. Wenn wir frisch verliebt sind, spüren wir die Schmetterlinge im Bauch, sobald wir nur an die andere Person denken. Wenn wir an jemanden denken, der uns enttäuscht hat, können Wutgefühle in uns hochkommen und wir spannen den Körper an. Und viele kennen wahrscheinlich Situationen, in denen wir allein durch unsere eigenen Gedanken Angst oder Panik in uns ausgelöst haben.

Wir können also allein durch unsere Gedanken Veränderungen in unserem Körper und unserer Gefühlswelt hervorrufen. Bemerkenswert, oder? Und wie man an den Beispielen sieht, können wir uns mit unseren Gedanken in eine Richtung bewegen, die Schönes und Positives in uns bewirkt. Oder in eine, die sich aufwühlend oder negativ auf uns auswirkt.

Einen Punkt, den jeder lernen darf, der unter Ängsten und Panik leidet: Gedanken sind keine Tatsachen. Wirklich! Nur, weil du etwas denkst, muss es nicht wahr sein. Stell dir mal kurz vor, du hast eine Million Euro auf deinem Konto. Stell dir bildlich vor, du öffnest deine Kontoumsätze in deiner App auf dem Handy. Dort steht die magische Zahl: 1 000 000 Euro.

Gut. Wenn du jetzt tatsächlich deine Banking-App aufmachst, was wird dort stehen? 1 000 000 Euro? Bei den allermeisten wahrscheinlich nicht. (Falls es bei dir doch dort steht: Gratulation!). Was ich dir damit sagen will, ist: Deine Gedanken müssen nicht der Wahrheit entsprechen. Wir können eigentlich alles denken, was wir wollen. Wir können uns alles Mögliche gedanklich vorstellen. Können uns über alles Mögliche Gedanken machen. Das bedeutet aber nicht, dass dies Tatsachen sind. Das bedeutet: Nur weil du einen Gedanken im Kopf hast, muss der noch lange nicht wahr sein.

## WIE IST DAS BEI ANGSTGEDANKEN?

Bei Angstgedanken ist die Angstzentrale im Kopf eingeschaltet. Der Schalter dieser Zentrale ist auf »Ein«. Viele Gedanken, die wir jetzt denken, sind ängstlich eingefärbt. Es ist, als wäre ganz vieles durch die Emotion Angst »aufgeladen«. Und Gedanken, die ängstlich eingefärbt sind, sind meistens Worst-Case-Szenarien. Wir denken darüber nach, wie eine Situation am allerschlimmsten ausgehen kann. Dies ist aber keine Tatsache. Es ist nur eine von vielen Möglichkeiten. Wie die Million auf deinem Konto. Es ist eine Möglichkeit, die nicht wahr sein muss. Aber man kann sich trotzdem Gedanken darüber machen. Da man ja über alles nachdenken kann.

Wenn Angst in unserem Kopf eingeschaltet ist, sehen wir bildlich die allerschlimmste Variante vor unserem inneren Auge, wie etwas ausgehen kann. Und das ist tatsächlich meistens nicht die Wahrheit. Ich möchte hier keine rosarote Welt malen. Es gibt schlimme Ereignisse, Krankheiten, Katastrophen. Aber die Angst knallt uns die allerschlimmste Variante an den Kopf. Und ich glaube, wir sind uns alle einig, wenn ich sage: Es geht nicht alles im Leben schlecht aus. Es gibt auch noch andere Varianten, wie etwas ausgehen kann.

Wenn wir unter Ängsten leiden, geht es also vielfach darum, wieder einen rationaleren, klareren Blick auf die Welt zu bekommen. Ein gewisses Ausmaß an Angst ist völlig in Ordnung, weil wir dadurch zum Beispiel vorsichtiger sind. Aber das Leben ist ziemlich anstrengend, wenn wir alles durch die Angstbrille betrachten. Wir verlieren dadurch die Fähigkeit, Dinge zu genießen und uns zu freuen und mit einer gewissen Leichtigkeit durchs Leben zu gehen.

Bei Angst- und Panikthemen haben wir also ganz oft mit Gedanken zu tun, die nicht der Wahrheit entsprechen. Wenn wir nun die zwei eben besprochenen Punkte zusammenfassen, dass erstens unsere Gedanken eine enorme Kraft haben und unsere körperlichen Vorgänge und unsere Gefühlswelt beeinflussen und zweitens unsere Gedanken bei Angst und Panik ganz oft nicht wahr sind, was heißt das dann? Dass unser Körper und unsere Gefühlswelt ganz oft aufgeregt, aufgewühlt oder panisch sind wegen Dingen, die nicht der Wahrheit entsprechen. Eigentlich ziemlich doof, oder?

*Du wirst niemals von mir hören, dass »einfach nur positiv denken« helfen kann.*

Denn unsere Gedankenabläufe sind oft langjährig eintrainierte und automatisch ablaufende Prozesse. Niemand, den ich kenne, konnte bis jetzt einfach mit dem Finger schnippen und ab sofort nur mehr positive und aufmunternde Gedanken denken. Schön wär's, wenn das so einfach ginge.

Aber wir können definitiv daran arbeiten, unsere Gedanken umzustrukturieren. Unseren Fokus auf Dinge richten, die uns guttun. Uns dabei ertappen, wenn wir in alte Gedankenschleifen einsteigen, die uns eben nicht guttun. Und uns daran erinnern, dass es auch noch andere Gedankennetzwerke gibt, in die wir einsteigen können.

Denn wenn es uns gelingen kann, durch Angstgedanken in Angstspiralen einzusteigen oder durch Wutgedanken in Wutgefühle, dann muss es auch möglich sein, durch entspannte Gedanken in Entspannungsnetzwerke einzusteigen. Logisch, oder? Genau darum wird es jetzt gehen. Und ich muss dich gleich enttäuschen: Das geht leider nicht über Nacht. Langjährig eintrainierte Gedankenmuster umzustrukturieren, erfordert einiges an Arbeit. Aber es geht. Packen wir es an!

# TOOL #17:

## ANGSTGEDANKEN AUF DEN PRÜFSTAND!

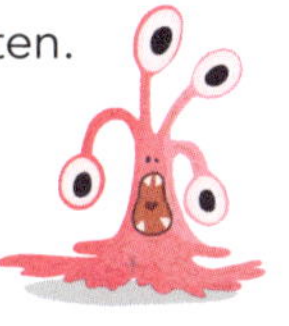

Angstgedanken sind ja ziemlich hartnäckige Gefährten. Sie haben die besten Argumente dafür, warum uns etwas Schlimmes zustoßen soll. Flüstern uns immer wieder dieselben angsteinflößenden Worte zu. Lassen nicht locker und erzählen uns dieselbe Angstgeschichte immer und immer wieder. Menschen mit Ängsten leiden darunter, dass sie ständig grübeln. Sie sorgen sich, dass ihnen etwas zustoßen könnte. Zweifeln, ob bestimmte Dinge gut ausgehen. Grübeln, ob ihren Kindern etwas Schlimmes passieren könnte. Analysieren viele mögliche Szenarien von vorn bis hinten und dann wieder von vorn. Drehen sich wie in einem Karussell. Und das war jetzt schon das Stichwort: Karussell. Gedankenkarussell.

Wer kennt es nicht? Menschen mit Angstthemen können ein Lied davon singen, weil sie absolute Profis darin sind, wie man in ein Gedankenkarussell einsteigt, dort möglichst irrwitzige Gedanken konstruiert, am längsten darin sitzen bleibt und sich im Kreis dreht, dass einem schon ganz schlecht wird. Und das Gefühl der Angst sitzt am Hebel des Gedankenkarussells und lässt den »On«-Knopf nicht mehr los. Und so drehen sie sich und drehen sich und drehen sich und am Ende … kommen sie zu keiner Lösung.

### *Sind deine Gedanken wahr?*

## STÄNDIG PROBLEME ANALYSIEREN?

Mögliche Szenarien durchzudenken macht definitiv Sinn – wenn man irgendwann zu einer Lösung kommt! Die Fähigkeit unseres Gehirns, über mögliche Zukunftsszenarien nachzudenken, ist eine sinnvolle Sache. Wir Menschen sind so angelegt, dass wir uns über Dinge Gedanken machen. Dies ist eine wichtige Überlebensstrategie von uns Menschen. Wenn wir mit unserem rationalen Denken dabei sind! Wenn wir mit kühlem Kopf die verschiedenen Strategien durchdenken und uns dies zum Beispiel bei einer Entscheidungsfindung oder Lösung hilft.

Warum ist das bei Angstgedanken anders? Sie drehen sich um ein oder mehrere Horrorszenarien und in diesen wird dann gewühlt und herumgestochert und gegraben … und meist werden sie dadurch noch stärker. Ich habe mir das manchmal so vorgestellt, dass sich auf meine Gedanken die Angst »draufgesetzt« hat. Plumps. Mit ihren 7000 Kilogramm. Oder mehr.

*Und plötzlich denkt man alles mit Angst.*

Bei Angstgedanken denken wir meist nicht nach, um Lösungen zu finden oder eine Entscheidung zu treffen. Sondern wir drehen uns endlos im Gedankenkarussell. Dies ist unseren verschiedenen Gehirnarealen geschuldet. Für das rationale Denken ist in unserem Gehirn unter anderem der Frontallappen zuständig – der Bereich hinter unserer Stirn. Er wird gebraucht, wenn wir Probleme analysieren und über Lösungen nachdenken. Bei Angst ist aber die Angstzentrale im Gehirn aktiv. Sie muss laut »Alarm« schreien und die notwendigen Mechanismen einleiten, wenn ihr etwas gefährlich vorkommt. Die Areale im Kopf, die für das rationale Denken zuständig sind, sind dann aber weniger aktiv. Sie werden in diesem Moment weniger gebraucht, weil andere Areale für unser Überleben viel wichtiger sind. Wenn du also mit Angstgedanken beschäftigt bist, kannst du kaum rational denken. Das ist nicht deine Schuld. Dein Gehirn arbeitet einfach so. Ich habe dir am Anfang des Buches folgendes Beispiel beschrieben: Wenn plötzlich ein Tiger vor dir steht, wirst du kaum darüber nachdenken, was du im Biologieunterricht über Tiger gelernt hast.

Du wirst auch nicht überlegen können, ob du deine Steuererklärung schon abgegeben hast und wo du deinen nächsten Sommerurlaub verbringen möchtest. Bei Gefahr fokussiert man sich auf die Gefahrenquelle und der Körper bereitet sich auf Höchstleistungen vor – um kämpfen oder flüchten zu können. Die Areale im Gehirn, die dafür benötigt werden, werden aktiv. Alle anderen werden in diesem Moment nicht gebraucht und sind deswegen weniger aktiv.

Das ist nun für Menschen mit sehr vielen Ängsten insofern blöd, weil sie ihr rationales Denken brauchen würden, damit sie die Angstgedanken relativieren und beruhigen können. Sie können aber in dem Moment nicht über Lösungen nachdenken, weil der Gehirnbereich, der dafür zuständig ist, weniger aktiv ist. Weil eben der Schalter der Angstzentrale auf »EIN« ist.

## GEDANKEN ALS DAS SEHEN, WAS SIE SIND

Was hierbei nun enorm hilfreich sein kann, ist, die Gedanken als das zu sehen, was sie sind: Vorschläge unseres Gehirns.

Vorschläge.

Keine Tatsachen.

Keine gesicherten Fakten.

Führ dir das noch mal ganz klar vor Augen: Es sind Vorschläge. Genauso wie die Fantasiezahl von einer Million auf deinem Konto. Ein Gedanke – keine Wahrheit.

Du hast in deinem Leben wahrscheinlich schon Tausende von Gedanken gehabt, die sich nicht bewahrheitet haben. Die keine Tatsachen waren. Du hast dir gedacht, dass du eine Prüfung nicht schaffst – hast sie aber geschafft. Du hast dir gedacht, dass du den Zug nicht mehr erwischst – hast ihn aber erwischt. Du hast dir gedacht, dass dein Handy gestohlen wurde – hast es aber in deiner Tasche gefunden. Du hast dir gedacht, dass du den Job sicher bekommst – hast ihn aber nicht bekommen. Du hast dir gedacht, dass du heute Abend Pizza essen willst – hast dir dann aber Lasagne gemacht. Du hast dir gedacht, dass du gern Lehrerin werden möchtest – bist dann aber Architektin geworden. Verstehst du, was ich sagen will?

Diese Gedanken haben nicht der Tatsache entsprochen. Du hast sie dir in dem Moment geglaubt. Aber sie haben sich als unwahr herausgestellt. Und nun, Hand aufs Herz: Wie oft haben deine Gedanken zu Angstthemen nicht der Wahrheit entsprochen? Ich gehe davon aus, dass sie mindestens zu 95 Prozent unwahr waren.

*Wie oft hat dir die Angst eine Lüge aufgetischt?*

Ziemlich oft, würde ich sagen. Und du bist jedes Mal darauf »hereingefallen«. Und damit will ich dich auf keinen Fall schlechtmachen oder aufziehen. Es ist der Job der Angst, dass sie Angst machen muss. Genauso wie dich die Wut wütend macht und die Lebensfreude freudig.

Und wenn du auf deine Angstgeschichte zurückschaust, dann wirst du erkennen, dass du ja nicht von einem Tag auf den anderen schlagartig total viel Angst hattest, wenn du vorher ein entspannter und lebenslustiger Mensch warst. Angst baut sich auf. Nach und nach. Angst trampelt die Angstwege in dein Gehirn. Sodass es immer öfter in diese Wege einsteigt.

Das Doofe an den Gedankenvorschlägen der Angst ist, dass sie sich total wahr anfühlen und sich meistens auf Dinge beziehen, die uns sehr wichtig sind. Und die Angst stellt dir ihre Vorschläge ja nicht schüchtern und zimperlich vor, sondern knallt dir das schlimmste Horrorszenario an den Kopf. Natürlich springt sofort deine Gefühlswelt dazu und packt so richtig furchteinflößende Panikgefühle dazu. Wahrscheinlich reagiert auch gleich noch dein Körper darauf. Und schon dreht sich das Gedankenkarussell.

Und seien wir mal ehrlich: Wir glauben manchmal die schrägsten, unmöglichsten und irrationalsten Einfälle der Angst. Wenn wir sie anderen erzählen, schütteln diese nur den Kopf. Und wenn wir wieder »bei Sinnen« sind und der rationale Teil in unserem Gehirn wieder ordentlich seinen Job macht, dann können wir oft selbst gar nicht glauben, warum wir diese Gedanken für wahr gehalten haben. Aber die Angst hat oft so derartig angstmachende Argumente und brüllt uns mit so einer Überzeugungskraft an, dass wir kaum noch weghören können.

Wenn du deiner Angst mit mehr Klarheit gegenübertreten und nicht immer in ihre ausgetretenen Trampelpfade tappen willst, dann darfst du ihr ab heute nicht mehr ungefiltert alles glauben. Du darfst deine Gedanken auf den Prüfstand stellen und einen Realitätscheck machen. Wie das geht? Das schauen wir uns jetzt an!

## SCHRITT 1: STELL DEN GEDANKEN AUF DEN PRÜFSTAND

Mach einen ernsthaften Realitätscheck des Gedankens mit folgenden Fragen:

- Ist der Gedanke wirklich wahr?
- Inwieweit entspricht dieser Gedanke genau jetzt der Wahrheit?
- Oder handelt es sich nur um eine Meinung der Angst?
- Oder um ein Zukunftsszenario, das im Moment ohnehin niemand überprüfen kann?
- Was würde der vernünftige Teil in mir sagen? Welche Argumente hat er?

- Was würde eine außenstehende Person dazu sagen?
- Hat mir die Angst diesen Gedanken schon einmal präsentiert und hat er sich bewahrheitet?

Das alles sind Fragen, die dir dabei helfen können, diesen Gedanken zu hinterfragen und nicht einfach blind zu glauben. Wenn du selbst noch zu sehr im Strudel der Angst gefangen bist, kann dir eine vertraute Person dabei helfen, diesen Gedanken zu prüfen. Bitte jemanden, dich zu unterstützen. Natürlich sollst du in der Zukunft lernen, deine Gedanken selbst zu überprüfen, da du erst dann wieder in deine Selbstwirksamkeit zurückkommst und das Gefühl erlebst, eigenständig etwas tun zu können. Das ist für die Angstbewältigung ein wichtiger Punkt. Aber ich weiß aus eigener Erfahrung, dass das in Phasen mit sehr viel Angst leider nicht möglich scheint.

Hier ist wichtig zu sagen, dass wir die Angstgedanken einer harten Prüfung unterziehen müssen – und das immer wieder, bis sie ruhiger werden. Jeder, der schon länger unter Ängsten und Panik leidet, weiß, dass sich diese Gedanken nicht so leicht abwimmeln lassen. Auch wenn ein bestimmter Gedanke schon auf dem Prüfstand war, kann es sein, dass er sich wieder mit voller Wucht meldet und wir sofort wieder auf diesen Trampelpfad geraten. Hier gibt es leider keine Abkürzung. Wer sich langfristig von diesen Ängsten befreien will, muss wirklich dranbleiben und immer wieder prüfen, prüfen, prüfen.

*Die Angst probiert mit so vielen Mitteln immer wieder, ihre Macht zurückzubekommen. Doch wir dürfen hier den längeren Atem haben. Bleib also dran und lass dich auf keinen Fall einschüchtern.*

## SCHRITT 2: IDENTIFIZIERE UND BENENNE DEN GEDANKEN ALS ANGSTGEDANKEN

Wenn du den Gedanken als Angstgedanken entlarvt hast, dann benenne ihn auch so. Mach dir klar, dass bei diesem Gedanken schon wieder die Angstzentrale in deinem Kopf kräftig mitmischt. Wenn dir also ein Gedanke unterkommt, der dich unruhig macht oder dir ein mulmiges Gefühl gibt, dann sag dir, dass es ein Angstgedanke ist.

Ich finde diesen Punkt wichtig, er sollte keinesfalls übersprungen werden. Wenn wir einen Angstgedanken als solchen benennen, schafft das nämlich eine gewisse Distanz. Sag innerlich zu dir: »Aha, das sagt also die Angst« oder »Aha, da ist jetzt gerade wieder meine Angstzentrale hochaktiv«.

Wie ich dir bei Schritt 1 schon erklärt habe, reicht es wahrscheinlich nicht, wenn du das einmal machst. Wie du ja weißt, sind Angstgedanken sehr hartnäckig und lassen sich nicht gern bevormunden. Du musst diesen Schritt wahrscheinlich öfter (oder sehr oft) wiederholen. Je nachdem, wie glaubhaft die Angst diesen Gedanken rüberbringt.

Und sei dir auch bewusst, dass die Angst alles in ihrer Macht Stehende tun wird, um diesen Gedanken als Wahrheit, als Tatsache und als Fakt zu verkaufen. Du musst hier also auch sehr genau aufpassen, was sie dir unterjubeln will. Und wirklich genau differenzieren. Denn manchmal fühlen sich Angstgedanken so was von wahr an, dass wir sie selbst zu 100 Prozent glauben. Hier kann der nächste Schritt helfen.

## SCHRITT 3: RICHTIGSTELLEN DES GEDANKENS

Sag der Angst ganz klar, dass dieser Gedanke nicht stimmt. Sag einfach: »Nein, es stimmt nicht, dass ich eine schwere Krankheit habe. Ich bin ärztlich gut durchgecheckt.« Oder: »Nein, ich werde nicht tot umfallen, wenn ich mit der U-Bahn fahre. Es ist nur mein Nervensystem, das tobt.«

Versteh mich bitte nicht falsch. Es geht mir hier keineswegs darum, ein rosarotes Bild von unserer Welt zu kreieren. Ja, es gibt Krankheit. Ja, es gibt Trennungen. Es gibt Widrigkeiten. Es gibt schlimme Zeiten im Leben. Und es kann auch wichtig sein, sich lösungsorientiert mit diesen Themen auseinanderzusetzen. Das kann heißen, sich zu überlegen, wie man besser auf seine Gesundheit achten kann. Als Paar zu besprechen, wie man die gemeinsame Zeit besser nutzen kann. Und so weiter. Je nachdem, was für das Thema wichtig sein kann, um anders damit umzugehen. Aber Angstgedanken in Endlosschleifen zu denken, ohne zu einer Lösung zu kommen, ergibt keinen Sinn. Und es geht darum, dieses Muster zu verändern.

Lass dich auf keinen Fall auf Diskussionen mit der Angst ein. Die Angst wird dir viele Argumente präsentieren, die dich dazu verleiten, dass du wieder zu den ausgetretenen Trampelpfaden zurückkehrst.

*STOPP!*
*Es wird nicht ewig herumdiskutiert.*
*Du übernimmst das Ruder!*

Du bist wieder der Chef, die Chefin in deinem Kopf. Du lässt dich nicht mehr von der Angst an der Nase herumführen! Schultern zurück, Brust raus.

Ja, es braucht auch einiges an Überzeugungskraft, um sich gegen die Angst zu stellen. Lass dir auf keinen Fall anmerken, dass du selbst noch unsicher bist, was du glauben sollst. Tu so, als wärst du felsenfest davon überzeugt, dass die Angst im Unrecht ist, sonst hast du jetzt schon verloren.

### SCHRITT 4: ÄNDERE DEINEN FOKUS

Wenn du der Angst die Leviten gelesen und sie korrigiert hast, dann ist es wichtig, sich mit etwas anderem zu beschäftigen. Denn wenn man hier weiter analysiert, wird das eine Endlosschleife. Tu also was anderes. Geh raus in die Natur. Koch etwas. Miste deinen Kleiderschrank aus. Ruf jemanden an. Aber bleib in der Haltung, dass du der Boss in deinem Kopf bist.

### KLAR UND DEUTLICH – ABER OHNE KAMPF GEGEN DIE ANGST

Versteh mich hier nicht falsch: Der Angst die Leviten zu lesen und der Boss im eigenen Kopf zu werden, bedeutet nicht, gegen die Angst zu kämpfen. Wenn wir gegen die Angst kämpfen, machen wir das meist kopflos, abwehrend, wegschauend, vermeidend. Von dieser Methode rate ich ab, da alles stärker wird, gegen das wir in dieser Form kämpfen.

Mit der Methode, die ich dir hier vorstelle, meine ich, dass du dir eine klare Haltung zulegst. Du schaust zur Angst hin und sagst klar: »Dieser Gedanke ist nicht wahr.« Oder: »Diesen Gedanken werde ich nicht glauben.« Hierbei geht es darum, sich von der Angst nicht an der Nase herumführen zu lassen. Aber dies macht man nicht hektisch, panisch oder kopflos, sondern klar, sachlich und gefasst. Wir docken hier am rationalen Denken an. Wir stellen den Gedanken richtig. Man kann auch sagen, wir versuchen, den Gedanken ohne Angst zu denken. Denn dann ist es nur ein Gedanke. Ohne Emotion. Und Gedanken ohne Emotion sind uns meist relativ egal, oder?

### MERK DIR DAS

Der Satz, der dieses Kapitel zusammenfasst, ist: Glaub nicht alles, was du denkst. Tagtäglich schwirren 60000 bis 80000 Gedanken durch unseren Kopf. Viele davon sind uns nicht einmal bewusst. Wir dürfen unser Gehirn »an der Hand nehmen« und ihm neue Wege zeigen. Wir dürfen aber auch mal streng mit ihm sein und es in die neue Richtung schubsen, wenn es widerwillig immer wieder den alten Angstweg gehen will. Wir dürfen die Angstgedanken auf den Prüfstand stellen und uns fragen, wie viel Wahrheit überhaupt dabei ist. Wir dürfen lernen, dass wir selbst der Boss sind. Wir dürfen lernen zu unterscheiden, was wir unserem Kopf glauben wollen und was nicht. Unsere Gedanken sind nicht in Stein gemeißelt. Es sind nur Vorschläge. Die wir annehmen oder ablehnen können. Wenn dir ein Gedanke nicht guttut, dann darfst du sagen: »Nein danke, liebes Gehirn. Überleg dir etwas Neues.«

## NIMM DIR DIESE GEDANKEN MIT

- Ich bin der Chef, die Chefin in meinem Kopf.
- Ich treffe jetzt wieder die Entscheidungen in meinem Leben. Auch die Entscheidung, welche Gedanken mir guttun und welche nicht. Welche Gedanken ich glaube und welche nicht. Ich habe die Wahl. Ich kann entscheiden.

## PROBIERE DAS AUS

Wenn dir die Angst etwas Furchteinflößendes einreden wollte, das dann nicht eingetreten ist, notiere dir das innerlich wie auf einem Spickzettel. Wenn die Angst das nächste Mal mit demselben Horrorszenario um die Ecke kommt, holst du deinen Spickzettel heraus, hältst ihn der Angst unter die Nase und sagst: »Liebe Angst! Dieser Gedanke hat schon das letzte Mal und das vorletzte und das vorvorletzte Mal (und vielleicht die letzten zwei Jahre) nicht gestimmt. Ich glaube dir nicht mehr.«

# TOOL #18:
## NEUTRALER BEOBACHTER DER GEDANKEN SEIN

Angstgedanken fühlen sich deswegen bedrohlich, aufwühlend und beängstigend an, weil wir in sie eintauchen und uns von ihnen vereinnahmen lassen. Jeden Tag schwirren Tausende Gedanken an uns vorbei und die allermeisten nehmen wir nicht einmal wahr. Wenn wir einen Gedanken aus diesem Gedankenstrom auswählen, festhalten und uns mit ihm auseinandersetzen, dann bekommt er für kurze oder längere Zeit eine Wichtigkeit in unserem Leben. Er löst etwas in uns aus, kaum bemerkbar oder so, dass es uns über Tage beschäftigt.

Bei Gedanken, die sich um Ängste oder Sorgen drehen, haben wir oft das Gefühl, dass sie uns aufdringlich begleiten und wir nichts dagegen tun können. Wir kämpfen dagegen an. Wollen nicht daran denken. Und was passiert? Ganz genau. Wir denken natürlich wieder daran.

Du kennst wahrscheinlich die Aufforderung, dass du jetzt auf gar keinen Fall an einen rosaroten Elefanten denken sollst. Und? Genauso wie ich hast du wahrscheinlich gerade an einen rosaroten Elefanten gedacht. Das Bild tauchte einfach ganz automatisch vor unserem inneren Auge auf. Wir können nichts dagegen tun. Wir Menschen denken ganz viel in Bildern. Das hast du wahrscheinlich beim rosaroten Elefanten gerade erlebt. Du hast sofort ein Bild vor dir. Und wie du ja schon einige Male hier gelesen hast, reagiert dein Körper und deine Gefühlswelt auf das, was du dir vorstellst.

So auch beim Angstkreislauf. Es passiert ganz automatisch, ohne unser Zutun. Unsere körperlichen Vorgänge reagieren, wenn wir in Angstgedanken einsteigen. So wie sie es auch bei einem Horrorfilm tun. Weil wir emotional miteintauchen.

Der ganze Fokus geht auf die Angst, auf die unangenehmen Gefühle, die Horrorszenarien im Kopf. Scheinbar kann man nicht vor und nicht zurück. Es gibt oft keinen Ausweg – zumindest sehen wir keinen. Es ist wie ein Wirbelsturm, der uns mitreißt. Und da dies so automatisch passiert, haben wir oft die Idee, wir seien diesen Gefühlen ausgeliefert. Wir können nichts dagegen tun. Egal, wie sehr wir uns wehren. Egal, wie sehr wir eben nicht daran denken wollen. Wir können nichts an unserer inneren Lage ändern.

Je mehr wir uns wehren, umso aufdringlicher werden die Gedanken. Das ist wie bei den Gefühlen und ich hatte es dir auch schon zu den Panikattacken beschrieben: Je mehr wir gegen sie kämpfen, umso mehr reagiert unser Körper darauf. Umso panischer werden wir. Und das kann man auch auf die Gedanken umlegen: Je mehr Kraft wir aufwenden, um gegen bestimmte Gedanken zu sein, umso lästiger fühlen sich diese an. Umso schneller stehen sie wieder in den Startlöchern, wenn wir eine Minute nicht achtsam sind. Umso lauter klopfen sie an unsere Tür, auch wenn wir den Schrank davorgeschoben haben. Kopflos gegen diese Gedanken zu kämpfen, bringt uns also nicht zum Ziel. Was aber dann?

Die Antwort, die ich dir hier vorschlagen möchte, heißt: beobachten statt kämpfen. Du darfst lernen, deine Gedanken zu beobachten. Wertfrei. Neutral. Aus der Beobachterperspektive, die du im ersten Kapitel schon geübt hast.

*Beobachten statt Kämpfen –*
*das ist ein neuer Weg,*
*mit Angstgedanken umzugehen.*

### GEDANKEN BEOBACHTEN LERNEN

Steig aus dem Fluss heraus, in den du immer wieder miteinsteigst. Und beobachte die Gedanken einfach nur. Wie sie vorbeiziehen. Wie Wolken am Himmel. Du pickst dir keine besondere Wolke heraus. Lässt sie einfach weiterziehen. Sie ziehen einfach vorbei, wenn du nicht daran festhältst.
Unterbrich ihren Strom nicht. Schau sie einfach an. Aus der Ferne. Bleib ruhig dabei. Sie können dir überhaupt nichts tun. Es sind nur Gedanken. Die du ziehen lassen darfst.
Die Gedanken sind jetzt gerade so, wie sie sind. Du willst nichts daran verändern. Da sind Gedanken, die sich nicht so gut anfühlen. Nimm einfach wahr, dass es so ist. Wie ein Beobachter. Ohne dass du einsteigst. Mit der Haltung: Aha. So ist das jetzt einfach. Da sind sie also. Diese Gedanken. Ziehen vorbei wie ein Strom. Einer nach dem anderen.
Du atmest weiter ruhig. Und du bleibst einfach ruhig. Egal, welche Gedanken und Bilder an dir vorbeiziehen. Wenn du nicht darauf reagierst, entziehst du ihnen jegliche Macht.
Wenn du bemerkst, dass du emotional in den Gedankenfluss miteinsteigst, dann darfst du dich sanft daran erinnern, wieder herauszusteigen. Langsam in deine Beobachterrolle zurückzukommen. Sei nicht hart zu dir, wenn es dir anfangs noch nicht so gut gelingt. Dies braucht wirklich viel Übung. Es ist völlig normal, dass du zu Beginn immer wieder in den Angststrudel einsteigst und deine Gedanken kreisen. Es ist okay. Sobald es dir auffällt, hol dich ganz sanft und in Ruhe wieder auf deinen Beobachterposten zurück.
Du bist nicht deine Gedanken. Du kannst sie mit Abstand betrachten. Sie können dir nichts tun. Lass sie da sein. Lass sie fließen. Du musst nichts tun. Lass los.

Bei dieser Übung darfst du geduldig mit dir sein – so wie bei allen Angeboten aus diesem Buch. Wenn du schon oft panisch auf Gedanken reagiert hast, die dir dein Gehirn vorschlägt, wird dir dein Körper vielleicht auch hier wieder Panik zeigen. Wenn du normalerweise bei bestimmten Gedanken nervös oder innerlich unruhig wirst, dann kann sich diese Nervosität oder innere Unruhe auch hier zeigen. Das passiert automatisch. Und auch bei diesen Gefühlen geht es darum, wie du es ja schon gelernt hast: Du nimmst wahr, dass sie da sind. Und lässt sie einfach weiterfließen. Atmest ruhig weiter. Versuchst, so gut es geht, in eine entspannte Haltung zu gehen. Beobachtest neutral. Reagierst, so gut es geht, gelassen darauf. Bewertest sie nicht.

## MEDITATION – AUCH FÜR NICHTMEDITIERER

Vielleicht kennst du so eine oder eine ähnliche Methode aus dem Bereich der Meditation. In vielen Meditationen geht es auch darum, nicht wertend im Hier und Jetzt dessen gewahr zu sein, was ist. Ohne an Gedanken, Gefühlen oder Körperempfindungen zu haften. Von Betroffenen höre ich aber immer wieder, dass Meditationen ihnen gar nicht helfen. Und dazu möchte ich sagen: Du musst überhaupt kein Fan von Meditationen sein, um diese Übung zu machen.

Am besten wendest du sie im Alltag an. Wenn du noch gar nicht in der Angstspirale mitdrehst. Im Büro. Beim Fensterputzen. In der U-Bahn. Du übst dich einfach darin, eine Beobachterposition einzunehmen. Eine passive, entspannte Haltung. Ohne zu werten. Du lässt die Gedanken einfach ziehen. Egal, welche Gedanken es sind. Egal, wie schlimm oder gut, wie bedrohlich oder lustig du diese Gedanken normalerweise bewertest. Du lässt sie einfach da sein … und lässt sie dadurch frei. Sie können weiterziehen.

Du fragst dich vielleicht, warum ich bei diesem Tool immer wieder davon schreibe, diese Gedanken (und auch die Bilder im Kopf, die sie auslösen) nicht zu bewerten oder generell dabei nicht wertend zu sein. Dies ist ein wichtiger Punkt.

Gedanken lösen ja erst dann ein Gefühl in uns aus, wenn wir sie in irgendeiner Form bewerten – nämlich in unserem Fall als bedrohlich für unser Leben, als unangenehm, als schlecht, als angsteinflößend. Wenn wir ein neutraler Beobachter dieser Gedanken werden wollen, geht es auch darum, keine Bewertung der Gedanken vorzunehmen. Und ich weiß, das ist gar nicht so leicht.

Als kleine Hilfe kannst du dir beim Üben vielleicht einen Satz wie »Aha, das ist ja spannend« oder »Aha, interessante Ansicht« mitnehmen. Das schafft eine Distanz zum Gedanken.

Wir schauen uns den Gedanken erst mal an, vielleicht neugierig, vielleicht distanziert, vielleicht hinterfragend, und entscheiden erst dann, ob wir uns näher damit befassen. Wenn du sofort in die Bewertung springst, bist du gleich mit all deinen Emotionen dabei. »Ist das gut? Schlecht? Macht mir das Angst? Fürchte ich mich davor? Oh, du meine Güte, schon wieder fangen diese Gedanken an. Das letzte Mal hatte ich dabei eine Panikattacke …« Und so weiter und so fort. Mit deiner Bewertung bist du sofort im Gefühlsstrudel.

STOPP! Steig da aus. Betrachte die Gedanken von außen. Neutral. Mit dem Satz: »Aha, das ist ja spannend.«

## WAS IST DAS ZIEL DIESER ÜBUNG?

Wenn du einen Gedanken, den du üblicherweise zu 100 Prozent als Bedrohung einstufst, wertfrei und gelassen ansehen kannst, hast du das Ziel erreicht. Und ich weiß: Wenn man gerade intensiv mit Ängsten und Panik zu kämpfen hat, kann man kaum glauben, dass das überhaupt jemals möglich ist. Aber glaub mir, man kann das lernen. Es ist möglich. Doch für den Beginn muss das gar nicht das Ziel sein. Wie du weißt, gehen wir immer Schritt für Schritt vor. Wenn man sich das Ziel zu ehrgeizig setzt und sich überfordert, hört man meist wieder zu üben auf, wenn es nicht gleich klappt.

Für den Anfang reicht es, wenn du dir diese Vorgänge einfach einmal bewusst machst: Gedanken lösen etwas in dir aus. Gedanken müssen aber nicht Tatsachen benennen. Gedanken neutral aus einer Beobachterperspektive anzuschauen, hilft uns, dass wir eine Distanz dazu bekommen.

*Dies ist ein wichtiger Punkt bei der Bewältigung von Ängsten: Die nötige Distanz zu den eigenen Gedanken zu bekommen. Sie sind dann nicht mehr so bedrohlich, nicht mehr so real, weil sie nicht mehr so nahe sind.*

Steig nicht mehr sofort emotional auf jeden Gedankenvorschlag ein. Beobachte erst mal. Aus der Ferne. Mit einem Fernglas. Aus einer guten Distanz.

Du hast darauf Einfluss, wie nahe du die Gedanken an dich heranlässt. Dies braucht etwas Übung. Übe es vorerst einfach einmal im Alltag. Dass du Gedanken ziehen lässt wie Wolken am Himmel. Du kannst dir die Gedanken auch wie Blätter in einem Fluss vorstellen, die das Wasser fortträgt. Lass sie fließen. Halte nicht daran fest. Es sind nur Gedanken.

Bei dieser Übung kann es hilfreich sein, auch gleichzeitig den Körper zu entspannen oder bewusst ruhig zu atmen, wie ich es dir am Anfang des Buches gezeigt habe. Wenn mehrere Methoden aktiv ineinandergreifen, lässt sich die Angstspirale sehr viel leichter auflösen.

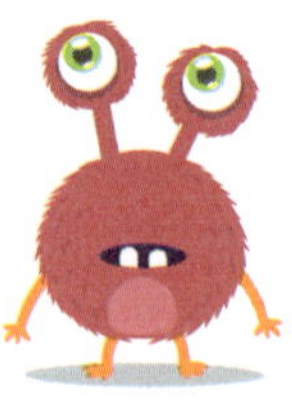

## MERK DIR DAS

Ein Gedanke wird nur so mächtig, weil du ihn aus dem Gedankenstrom auswählst, dich damit beschäftigst, ihn bewertest und gegen ihn kämpfst. Übe dich darin, deine Gedanken einfach zu beobachten. Ohne sie zu bewerten.

## NIMM DIR DIESE GEDANKEN MIT

- Sch*** drauf. Ab heute nehme ich meine Gedanken nicht mehr so ernst. Es sind einfach nur Gedanken. Gedanken sind Worte. Worte sind Buchstaben. Nichts weiter.

## PROBIERE DAS AUS

Frage dich: »Was wäre dieser Gedanke ohne meine Bewertung? Was wäre dieser Gedanke ohne die emotionale Aufladung, die er durch mich bekommt?« Mach dir bewusst, dass sich deine Gedanken nur deswegen so real anfühlen, weil dein Gehirn Bilder vor deinem inneren Auge dazu »erfindet«. Und auf diese inneren Bilder reagiert deine Gefühlswelt. So entsteht Angst. Im Grunde kannst du über jeden Gedanken ohne Emotion nachdenken. Es kann der schlimmste und tragischste Gedanke überhaupt sein – wenn du keine Emotion dabei hast, wirkt er sich nicht auf deinen Körper und auf deine Stimmung aus. Hört sich vielleicht etwas komisch an, ist aber tatsächlich so.
Teste diese Überlegung anhand eines Angstgedankens, den du von einer anderen Person kennst und der dich aber nicht im Geringsten berührt. Erinnere dich an eine Erzählung, in der sie dir berichtet hat, wovor sie Angst hat. Und nun mach dir klar, dass du davor überhaupt keine Angst hast. Es berührt dich nicht. Du kannst die Gedanken daran völlig emotionslos denken. Weißt du, was das bedeutet? Man kann auch ohne Emotion über etwas nachdenken, das Angst machen kann. Es ist die eigene Bewertung, die man dem Gedanken gibt.

# TOOL #19:

## PFLANZE DIE RICHTIGEN GEDANKEN

Mit den Gedanken ist das ja so eine Sache. Da du schon von den Trampelpfaden im Gehirn gehört hast, weißt du, dass es sich immer die »Wege« sucht, die wir schon oft gegangen sind. Es sind die einfachsten. Dein Gehirn sucht sich also nicht automatisch die nettesten und wohlwollendsten Wege, sondern die, die schon ausgelatscht sind. Frei nach dem Motto: Das kenne ich schon, da kenne ich mich aus, das ist nichts Neues. Das Gehirn arbeitet möglichst ressourcenschonend. Es möchte so wenig Energie wie möglich verbrauchen. Und das bedeutet: Ein ausgetretener Trampelpfad ist einfacher zu begehen als ein Weg, den man noch nicht kennt. Und so denkt es gern Gedanken wieder, die es schon kennt.

Wenn wir nun aber schon lange mit Angst und Panik zu tun haben, sind natürlich die Wege am meisten ausgetreten, die mit Angst und Panik zu tun haben. Das heißt, unsere Gedanken gehen ganz automatisch in diese Richtung, wenn wir sie nicht bewusst in eine andere Richtung lenken. Vielfach beschäftigen wir uns den ganzen Tag mit sorgenvollen Gedanken, mit Befürchtungen, mit den schon bekannten Horrorszenarien. Und die Wege in unserem Gehirn werden noch ausgetretener und noch ausgetretener. Vielleicht kennst du das auch von dir selbst. Du kreist mit deinen Gedanken immer um dieselben Themen.

Wir haben uns so sehr mit der Angst identifiziert, dass wir uns gar nicht mehr vorstellen können, wer wir ohne Angst sind. Sie hat einen so großen Stellenwert in unserem Leben bekommen, weil wir alles rund um die Angst planen. Sie gehört ganz selbstverständlich einfach zu uns. Es »ist einfach so«, wir hinterfragen es nicht mehr und wir finden uns damit ab. Dies verhärtet aber natürlich die Symptomatik. Darum dürfen wir anfangen, uns wieder damit auseinanderzusetzen, wer wir eigentlich sind und wer wir eigentlich sein möchten.

## WER BIST DU NOCH AUSSER DER ANGST?

Eine Frage, die manche Betroffene gar nicht mehr wirklich beantworten können. Darum ist es wichtig, sich damit zu befassen: Wer bist du eigentlich? Was sind deine Stärken? Was hast du früher gern gemacht, als du noch keine übermäßige Angst hattest? Was waren deine Ziele? Gibt es sie noch oder hast du sie wegen der Angst aufgegeben? Wovon träumst du? Was möchtest du noch erleben?

*Wenn du in den letzten Monaten oder Jahren dein ganzes Leben nur mehr nach der Angst ausgerichtet hast, dann frag dich: Wer bin ich noch? Was gibt es da noch außerhalb meiner Angst?*

Und klar, diese Gedanken können auch traurig machen. Wenn wir vieles wegen der Angst aufgegeben haben. Uns nicht mehr getraut haben. Einen konstanten Tunnelblick haben, der unser Leben wegen der Angst einschränkt. Aber genau darum möchte ich, dass du heute wieder größer und weiter denkst. Es gibt noch ein Leben außerhalb der Angst. Und wir dürfen uns daran erinnern, wer wir waren, als wir noch nicht so viel Angst hatten. Erinnere dich zurück. Erlaub dir diese Träume wieder. Und wenn ein sorgenfreies Leben schon so lange her ist oder du das Gefühl hast, nie eines gehabt zu haben, dann überleg dir, wie das Leben aussehen kann, das du gern haben möchtest. Denn wie du ja schon weißt, geht es darum, ein Ziel zu haben. Ohne Ziel irren wir herum und wundern uns, warum sich nichts verändert.

Und ja, die Veränderung klappt nicht von heute auf morgen. Aber wenn du dein Leben verändern und deine Ängste anpacken willst, dann geht es auch darum zu wissen, wofür. Wo soll die Reise hingehen? Also frag dich: Wer bist du noch außerhalb der Angst? Und wer möchtest du (wieder) werden? Mal dir dieses Bild detailgenau aus. Stell dir dich in Situationen vor, in denen du genau so bist, wie du sein möchtest.

Wenn wir ein starkes »Wofür« haben und wissen, warum wir gern in diese Richtung gehen wollen, finden wir leichter die Motivation und die Kraft, an unserem jetzigen Leben etwas zu ändern. Und eine Frage, die hierzu auch wichtig ist, ist die Frage, wie du deine Gedankenwelt umstrukturieren willst, damit sie zu deiner Idee deines neuen Lebens passt.

## KÜMMERST DU DICH UM DEINEN GEDANKENGARTEN?

Stell dir deine Gedankenwelt wie einen Garten vor. Du kannst in diesem Garten Blumen oder Kräuter anpflanzen oder Sträucher oder Bäume. Du kannst deine Lieblingspflanzen ansetzen, mit denen du Freude hast. Du kannst diesen Garten pflegen und dich um ihn kümmern. Die Pflanzen brauchen deine Pflege, damit sie gedeihen können. Wenn du dich nicht ausreichend um sie kümmerst und sie verwahrlosen lässt, wird sich Unkraut in deinem Garten breitmachen. Es wird deinen Pflanzen das Wasser entziehen und bald über deine schönen Blumen wuchern. Die haben dann vielleicht keine Sonne mehr oder nicht genug Wasser und gehen ein. Verstehst du, was ich dir sagen möchte?

Welche Gedanken willst du in deiner Gedankenwelt pflanzen? Wie willst du deinen Gedankengarten pflegen? Mit welchen Themen beschäftigst du dich gedanklich? Tun dir diese Gedanken gut? Fühlen sich diese Gedanken gut an?

Falls nicht, dann grab den Gedankengarten um. Leg ihn neu an. Und sei dir bewusst, dass es Zeit braucht, bis die Pflanzen gedeihen. Und dass du dich ein Leben lang darum kümmern musst. Sortiere aus, was dir nicht guttut. Und pflanze Neues. Denn es ist das eine, daran zu arbeiten, keine Angstgedanken mehr haben zu wollen, aber das andere, was vielleicht viel wichtiger ist: sich zu fragen, was man eigentlich möchte.

*Welche Gedanken möchte ich eigentlich haben? Welchen schönen Gedanken pflanze ich heute?*

Wie du ja schon von mir gehört hast, wirken sich unsere Gedanken auf uns aus. Auf unseren Körper. Auf unsere Gefühle. Alle drei Bereiche können sich gegenseitig zu Angst aufschaukeln – oder eben nicht. Warum ich diesen Punkt so wichtig finde: Manchen Menschen ist gar nicht bewusst, mit wie viel Negativem sie sich den ganzen Tag beschäftigen, das ihnen Angst macht, und wie sich das auf sie auswirkt. Man hört vielleicht den ganzen Tag die Nachrichten im Radio. Spricht in der Pause mit einem Arbeitskollegen über ein dramatisches Weltgeschehen. Liest die Zeitung. Scrollt durch Social Media. Hält noch beim Heimkommen einen Plausch mit dem Nachbarn über irgendetwas »Schlimmes«. Kennst du das? Und wenn du mal in dich gehst: Wie viel davon bringt dir Freude? Stimmt dich zuversichtlich? Und gibt dir Hoffnung? Wie viele Themen haben in dir ein gutes Gefühl ausgelöst? Überprüfe das mal für dich. Und ändere es, wenn du das möchtest.

## MERK DIR DAS

Wenn wir uns den ganzen Tag mit der Angst beschäftigen, treten wir die Trampelpfade der Angst in unserem Gehirn immer weiter aus. Die Angst bekommt einen immer leichteren Zugang und viel Platz in unserem Leben. Wenn wir neue Wege gehen möchten, dürfen wir uns fragen, wo wir eigentlich hinmöchten. Beschäftige dich damit, welche Gedanken du pflanzen möchtest und welche Dinge du in deinem Leben haben und tun möchtest. Und dann kümmere dich um diese Pflänzchen. Sie brauchen deine Aufmerksamkeit. Sonst verkümmern sie. Übernimm ab heute wieder du das Gärtnern in deiner Gedankenwelt. Unkraut wächst sonst unheimlich schnell.

## NIMM DIR DIESEN GEDANKEN MIT

- Ich treffe heute die Entscheidung, nie mehr Gedanken mit schmutzigen Schuhen durch meinen Kopf laufen zu lassen.

## PROBIERE DAS AUS

Im Alltag rutschen wir leider viel zu schnell in altgewohnte Muster. Welche Erinnerung kannst du dir setzen, um dich liebevoll darauf aufmerksam zu machen, wer du noch bist außer der Angst und welche Gedanken du pflanzen willst? Eine Postkarte auf deinem Kühlschrank mit einem beruhigenden Wort? Ein Bildschirmhintergrund auf dem Handy mit einem Spruch, der dir gefällt? Ein Foto eines glücklichen Moments auf deinem Spiegel? Ein Armkettchen, das dich daran erinnert, was für dich zählt?

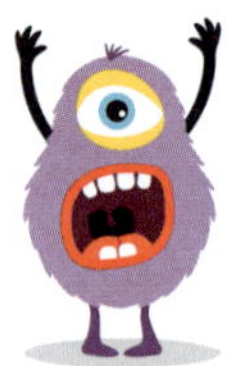

# TOOL #20:
## DENK NICHT ZU VIEL IN DEINER ZUKUNFT HERUM

In welchem Zimmer in deinem Kopf hältst du dich am meisten auf? Stell dir vor, dein Kopf besteht aus verschiedenen Zimmern. In diesen Zimmern befinden sich Erlebnisse aus deiner Vergangenheit, Vorstellungen deiner Zukunft und Tatsachen aus der Gegenwart. Und du kannst entscheiden, welche Tür zu welchem Zimmer du öffnest.

Gehst du oft in Zimmer deiner Vergangenheit? Wühlst du darin herum und schaust, was alles war, was du hättest besser machen sollen, wo du versagt hast oder etwas Tragisches passiert ist? Oder öffnest du Zimmer deiner Zukunft? Malst du dir alle möglichen Szenarien aus, was Schlimmes auf dich oder deine Liebsten zukommen kann, was dir Bedrohliches widerfahren wird oder wie Dinge schlecht ausgehen können? Oder schaust du in Zimmer der Gegenwart, ins Hier und Jetzt, in die einzige Zeitzone, in der du handlungsfähig bist und Veränderungen vornehmen kannst?

Menschen, die unter Ängsten und Panikgefühlen leiden, halten sich gedanklich ganz oft in Zimmern der Zukunft oder der Vergangenheit auf. Oft werden Situationen aus der Vergangenheit analysiert oder schlimme Szenarien in der Zukunft heraufbeschworen. Und diese Gedanken werden in Bildern im Kopf ausgeschmückt, sodass sie sich auch richtig real anfühlen. Kennst du das? Vielleicht siehst du dich schon in einem Krankenbett liegen und drei Ärzte, die sich über dich beugen. Der Angstkreislauf ist in Gang gekommen. Dein Nervensystem wird aktiv. Es springen dieselben Gehirnareale an, die auch aktiv werden würden, wenn du tatsächlich in so einer Situation wärst.

Und auch wenn du das weißt, sage ich es dir hier noch mal, damit du es schwarz auf weiß vor dir siehst: Die Vergangenheit ist vorbei und die Zukunft ist noch nicht da. Du kannst die Vergangenheit nicht mehr ändern und die Zukunft nicht vorhersehen. Die Bilder in deinem Kopf entsprechen ganz oft nicht der Wahrheit. Es sind reine Spekulationen. Gedankenvorschläge.

## ÜBERNIMM DIE REGIE

Wenn du das nächste Mal bemerkst, dass in deinen Gedanken schon wieder ein Drama aufgeführt wird und sich die Angst den Regiestuhl geschnappt hat, dann halt kurz inne. Stopp für einen Moment die Dinge, die du gerade tust. Mach dir bewusst, dass in diesem Bühnenstück Inhalte aufgeführt werden, die nicht den Tatsachen entsprechen. Es ist ein Theaterstück, das sich deine Angst ausgedacht hat. Frag dich, ob du dieses Theaterstück sehen willst. Ob es dir guttut. Es handelt von irgendwelchen Möglichkeiten in der Zukunft oder irgendwelchen Ereignissen in der Vergangenheit. Wenn du es nicht sehen willst, dann setz du dich auf den Regiestuhl. Gib diesen Gedanken keinen weiteren Raum und keine Bühne, wo sie ihre Dramen abspielen können. Denn wenn du ehrlich zu dir bist, ist es genau das: Die Angstzentrale in deinem Gehirn führt ein Bühnenstück in deinem Kopf auf. Ein fiktives Bühnenstück. Aus der Luft gegriffen. Keine Wahrheit. Keine Tatsachen. Ein ausgedachtes Drama.

Angstgedanken fühlen sich deswegen bedrohlich an, weil du sie glaubst. Beende dieses Drama. Ändere das Drehbuch. Du willst ab sofort nicht mehr dieses Trauerspiel in deinem Kopf sehen. Du glaubst der Angst heute keinen einzigen Gedanken mehr. Die Angst lügt. Ab sofort schreibst du das Drehbuch neu. Du bist der Regisseur, die Regisseurin. Du bestimmst, worum es in dem Bühnenstück gehen wird. Du bestimmst, um welche Geschichte es gehen wird. Du bestimmst, wer darin vorkommt.

Und du bestimmst, wie es endet. Du bist deinen Gedanken nicht ausgeliefert. Nimm dein Leben wieder in die Hand. Hol dir dein Leben zurück.

All das geht nur im Hier und Jetzt. Du kannst nur in der Gegenwart Dinge in die Hand nehmen. Du kannst nur jetzt Dinge verändern. Du kannst nur jetzt deinem Leben eine Wendung geben. Du kannst nur jetzt an Lösungen arbeiten. Du kannst nur jetzt dein Leben genießen.

*Das Leben geschieht im Jetzt.*

Vermiese dir nicht die Gegenwart, nur weil du in anderen Zeitzonen herumdenkst. Das hat dein Leben nicht verdient. Und du schon gar nicht. Konzentriere dich auf das, was ist. Was jetzt ist. Keine Spekulationen über mögliche Zukunftsszenarien. Keine Analysen von möglichen Risiken. Konzentriere dich auf Fakten. Auf Tatsachen. Halte dich im Zimmer der Gegenwart auf. Im Hier und Jetzt. Das nennt sich Leben.

### MERK DIR DAS

Wenn du zu viel in den Zimmern der Zukunft oder der Vergangenheit herumlungerst, bleibst du handlungsunfähig. Die Angst kann dich lähmen. Wenn du dich von der Angst lösen willst, willst du aber in die Handlungsfähigkeit zurückkommen. Überlass nicht jemand anderem die Regie für dein Leben. Überlass nicht der Angst die Regie über deine Gedanken. Dabei kommt nichts Gutes heraus. Die Angst hat nichts Neues zu erzählen. Die Angst ist eine richtig gute Geschichtenerzählerin. Ihre Geschichten gehen aber immer schlecht aus. Willst du dir das ewig anhören?

## NIMM DIR DIESE GEDANKEN MIT

- Ich spüre die Kraft des jetzigen Moments. Ich kann nur jetzt entscheiden, in welche Richtung ich gehen will. Ich kann nur jetzt entscheiden, etwas zu ändern. Ich kann nur jetzt entscheiden, eine Pause zu machen.
- Ich treffe mit mir selbst die Vereinbarung, nicht mehr so viel nach vorn und zurück zu schauen. Denn da vorn und da hinten kann ich nichts verändern. Verändern kann ich meine Situation im Jetzt.

## PROBIERE DAS AUS

Wenn du dich ins Hier und Jetzt zurückholen willst, geht es oft darum, kurz innezuhalten und dich wieder mit dir selbst zu verbinden. Atme ein und atme aus. Komm wieder bei dir an. Spür den Boden unter deinen Fußsohlen. Nimm die Fläche wahr, auf der du sitzt. Beobachte, was du rund um dich sehen kannst. Und höre, welche Geräusche du wahrnimmst. Werde etwas langsamer. Finde in deine innere Ruhe zurück. Genieße diese kurze innere Stille.

Und nun erinnere dich an einen Moment in der letzten Zeit, als es dir gut ging. Hol dir diesen Moment so gut es geht in dein Gedächtnis. Und nun mach dir klar, dass dein Kopf und dein Körper scheinbar solche Momente »produzieren« können. Sie sind dazu fähig. Es ist also möglich, diese guten Momente zu haben. Sei dir dessen immer bewusst. Es gibt andere Zustände als Angst. Vergiss das nie wieder. Wenn dein Kopf und dein Körper solche guten Zustände in diesem guten Moment produzieren konnten, können sie das immer wieder. Hilf ihnen dabei. Glaub nicht alles, was du denkst und fühlst. Wenn die Angst das nächste Mal ihren Angstfilm einlegt, drück auf Stopp. Du wählst ab heute einen anderen Film. Einen, der dir guttut.

# TOOL #21:
## FRIEDEN MIT DEINER ANGST: RADIKALE AKZEPTANZ

Du hast von mir schon einiges zu Akzeptanz gehört und dass wir lernen dürfen, alle Gefühle, alle Empfindungen und alle Gedanken da sein zu lassen. Dadurch nehmen wir ihnen die Macht. Und wie ich auch schon öfter erwähnt habe, ist dies eine riesige Herausforderung für die meisten. Da wir uns jahrelang dagegen gewehrt haben und denken, Akzeptanz würde bedeuten, wir geben auf. Das ist aber nicht so. Akzeptanz ist aus meiner Sicht einer der wichtigsten Schlüssel bei der Bewältigung von Ängsten. Und es bedeutet keinesfalls aufgeben. Es bedeutet, so stark zu sein, dass man mit allem umgehen kann. Egal, was kommt. Weil man es akzeptiert.

Viele Menschen, die unter Angst und Panik leiden, haben Angst davor, verrückt zu werden. Weil diese Gefühle manchmal so übermächtig sind und sie mitreißen. Viele haben Angst davor, die Kontrolle zu verlieren. Viele sorgen sich, dass sie Angst und Panik nie mehr loswerden. Dass sie an einer Panikattacke sterben könnten. Aber warum machen uns diese Vorstellungen eigentlich so große Angst?

Weil sie ein Gefühl von Hilflosigkeit auslösen. Das Gefühl, nichts mehr tun zu können. Völlig ausgeliefert zu sein. Keine Kontrolle mehr über unser Leben zu haben. Und durch diese Machtlosigkeit fühlen wir uns enorm bedroht. Es scheint aussichtslos und hoffnungslos.

Und das ist der Grund, warum wir uns so gegen diese Gefühle und Gedanken wehren möchten. Sie dürfen auf keinen Fall da sein. Wir wollen die Kontrolle haben. Wir wollen handlungsfähig bleiben. Wir wollen über unser Leben bestimmen. Das darf uns keiner nehmen. Und weil wir uns so gegen diese Gedanken wehren, sie mit aller Macht von uns weghalten wollen, drängen sie sich immer wieder in den Vordergrund.

*Was können wir also tun?*
*Hast du dich mal umgedreht und geschaut,*
*wovor du da eigentlich wegläufst?*
*Wogegen du dich wehrst?*

Ein Angstgedanke drängt sich in unser Bewusstsein, wir stellen uns bildlich das allerschlimmste Szenario vor, bleiben mitten darin stecken und dann versuchen wir dieses innerliche Bild so weit wie möglich von uns fernzuhalten. Das fällt uns aber deswegen so schwer, weil dieser Gedanke, dieses Bild eine enorme emotionale Ladung hat. Die Angst hat sich ja bereits »draufgesetzt« und versprüht ihre Gefühle. Das ganze Bild, der ganze Gedanke ist mit Angst besetzt. Und starke Emotionen lassen sich schwer wegdrängen. Sie werden sogar oft noch stärker, je mehr wir sie weghalten.

Nun hast du folgende Möglichkeit: Dreh dich um, schau der Angst in die Augen und akzeptiere in aller Ruhe alles, was kommt. Akzeptanz jeglicher Sache, die auf dich zukommen könnte. Akzeptanz jeglicher Krankheit, die dich je treffen könnte. Akzeptanz jeglicher Widrigkeit, die dir widerfahren könnte. Denn in dem Moment, wenn du widerstandslos akzeptierst, hat die Angst keine Macht mehr über dich.

Wenn du die Kontrolle aufgibst. Wenn du ihr sagst: Okay, dann passiert das eben. Ich bin damit einverstanden. Ich akzeptiere alles, was du mir an den Kopf wirfst. Ich lasse jeden Gedanken zu. Wenn ich diese Krankheit bekomme, dann ist das eben so. Wenn ich die Kontrolle verliere, dann verliere ich eben die Kontrolle. Wenn sich mein Partner trennt, dann ist das eben so.

Okay. Wenn ich meinen Job verliere, dann ist das eben so. Ich akzeptiere das. Sogar: Wenn ich durch diese Panikattacke sterbe, dann ist das eben so.

Jetzt wirst du erst mal schlucken. Das hört sich hart an. Und das möchte man ja auf keinen Fall. Stimmt. Hier geht es auch nicht darum, dass man irgendeinen dieser Punkte willentlich möchte. Diese Sätze sollen bedeuten: Falls es passiert, dann ist es eben so. Du schließt Frieden mit allem, was die Angst dir sagt und in dir auslöst.

Und weißt du, was dann in dir passiert? Du hörst auf zu kämpfen. Und auf einmal wird es ruhig. Die Angst wird ruhig. Die Angst hält endlich ihre Klappe. Denn in dem Moment, wo du ihr sagst, dass du akzeptierst, was sie sagt, kann sie nicht mehr wüten und toben. Sie hat nur so lange Macht über dich, solange du sie fürchtest. Aber du hast ja keine Angst mehr vor ihr. Du stimmst ihr zu. Und allem, was kommt. Du lässt dich treiben. Bist mit allem einverstanden, was kommt. Und was auch wieder geht. Und du hast eine Sache immer im Hinterkopf: Du bist sowieso in Sicherheit.

## ES IST OKAY

Seine stärksten Ängste zu »akzeptieren« und sich damit zu konfrontieren, kann eine enorme Herausforderung sein. Und es kann ein enormer Befreiungsschlag sein. Eine Herausforderung deswegen, weil es ja bedeutet, den Ängsten ins Gesicht zu schauen. Ihnen die Tür aufzumachen. Sie hereinzubitten und ihnen einen Platz anzubieten. Und zu sagen: Es ist okay, dass du da bist. Ich fürchte dich nicht mehr. Ich habe meinen Frieden mit dir gefunden. Es ist okay. Es ist okay. Es ist okay.

Viele Menschen erzählen, dass sie diesen Schritt lange nicht gewagt haben oder noch immer nicht wagen. Denn schon allein der Gedanke daran macht eine riesige Angst. Und das ist absolut nachvollziehbar.

Viele Menschen allerdings, die den Schritt gewagt haben, erzählen, dass sie danach einen anderen Blick auf die Ängste hatten. Dass es wie ein Befreiungsschlag war. Denn eigentlich kann uns die Angst danach nichts mehr anhaben. Und das kann Freiheit bedeuten. Es bedeutet, diese Gedanken denken zu können, ohne dass sie sich emotional aufladen. Es sind einfach nur Gedanken. Wenn wir alles akzeptieren, lassen die Angstgefühle nach. Bis sie ganz verschwinden.

Man könnte dies auch Konfrontation mit den Angstgedanken nennen. Du kennst die Konfrontation ja schon aus einem früheren Kapitel, in dem es darum ging, sich Situationen zu stellen, die Angst machen. Ich habe dir erklärt, dass die Vermeidung dieser Situationen dazu führt, dass die Angst bleibt oder sogar größer wird. Weil wir der Angst immer recht geben. Genauso ist das mit den Angstgedanken. Wenn wir die Augen davor verschließen und uns immer davon wegdrehen, bleiben sie bestehen. Weil wir ihnen recht geben. Und ihnen zeigen, dass sie so bedrohlich sind, dass wir sogar wegschauen müssen. Wenn wir zu ihnen hinsehen, uns mit ihnen auseinandersetzen, können wir einen anderen Umgang damit finden.

Und auch hier darf ich dir wieder sagen: Überfordere dich nicht. Für den Anfang kann es reichen, zwischen den Fingern der Hand, die man sich vors Gesicht hält, zur Angst hinüberzulugen. Denn sich mit den Ängsten auseinanderzusetzen kann auch richtig Angst machen. Es kann unangenehme Gefühle auslösen. Kann dein Nervensystem in Aufruhr bringen. Gewöhne dich und deinen Körper schrittweise daran. Atme ruhig und gleichmäßig dabei. Und mach dir klar, dass Kopf und Körper hier deswegen mit Angst reagieren, weil sie glauben, in Gefahr zu sein. Du darfst wieder zur Ruhe zurückfinden.

## WELCHE FORM VON AKZEPTANZ IST GEMEINT?

Es geht darum, eine gleichgültige, passive Akzeptanz zu entwickeln. Also keine Akzeptanz, die bedeutet, man müsse sich jetzt Tag und Nacht damit auseinandersetzen, wie es ist, mit einer unheilvollen Krankheit zu leben oder daran zu sterben. Es bedeutet also auf keinen Fall, dass man sich das wünscht.

Es geht um die Haltung: Es ist mir völlig egal, wenn ich diese Krankheit bekomme. Es ist mir völlig egal, wenn ich an dieser Panikattacke sterbe. Es ist mir völlig egal, wenn sich mein Partner von mir trennt. Es ist mir völlig, völlig egal.

*Ich bin mit allem einverstanden, was kommt.*

Wenn jetzt der Zeitpunkt dafür gekommen ist, dann ist das ohnehin so. Ich akzeptiere das. Eine radikale Akzeptanz von allem, was kommt. Denn ich kann es sowieso nicht ändern.

Menschen, die an diesem Punkt angelangt sind, berichten davon, dass plötzlich eine friedvolle Ruhe in sie einkehrt. Die Gedanken werden ruhig. Der Körper wird ruhig. Die Gefühle werden ruhig. Es ist nichts als Stille. Es gibt nichts mehr zu grübeln. Nichts mehr zu analysieren. Keine Horrorszenarien mehr. Nur mehr friedvolle Ruhe. Es ist so, wie es ist. Völlige Annahme der Situation. Völlig einverstanden mit allem. Egal, was kommt.

Schon jetzt, wenn ich diese Zeilen schreibe, merke ich, wie mein Atem ruhiger wird. Wie sich mein Körper mit dieser Akzeptanz verbindet. Mit allem, was ist. Mit allem, was sein wird. Alles darf sein. Es ist so, wie es ist. Akzeptanz bringt Ruhe in unser Nervensystem.

Nicht kämpfen.

Atmen.

Nur sein.

### MERK DIR DAS

Eine radikale Akzeptanz für alles, was kommt, bedeutet, dass man Frieden mit der Angst schließt. Man hisst die weiße Fahne. Kein Kampf mehr. Kein Dagegenhalten. Kein Wehren. Das lässt aufatmen. Zur Ruhe zurückfinden. Und genau da wollen wir hin. Um das Leben zu leben, das wir uns wünschen.

### NIMM DIR DIESE GEDANKEN MIT

- Alles, was kommt, kommt. Alles, was geht, geht. Ich mische mich da nicht mehr ein. Ich gebe die Kontrolle auf. Alles darf sein. Ich atme ein. Atme aus. Und bin frei.

### PROBIERE DAS AUS

Stell dir vor, du sitzt der Angst gegenüber. Auf dem einen Stuhl die Angst. Auf dem anderen Stuhl du. Lass die Angst einfach reden. Zeig dich unbeeindruckt. Sie soll alles sagen, was sie zu sagen hat. Du sitzt tiefenentspannt auf deinem Stuhl, nickst und gibst manchmal ein »Aha« oder ein »Ist ja spannend« von dir. Lass sie einfach reden. Akzeptiere. Vollkommen.
Vielleicht spürst du, dass du beginnen möchtest, in den Kreislauf miteinzusteigen. Steig dann sanft wieder aus. Lehn dich zurück. Sag zu dir selbst: »Es ist okay.« Sag zur Angst: »Es ist okay.« Und geh dazu innerlich in eine vollkommen widerstandslose Akzeptanz. Atme ruhig und gleichmäßig. Es ist okay. Es ist okay. Es ist okay. Spüre die vollkommen widerstandslose Akzeptanz gemeinsam mit der vollkommenen Sicherheit in dir. Du bist in Sicherheit. Vollkommen.

# TOOL #22:

## STEIG NICHT IMMER WIEDER INS ANGSTNETZWERK EIN

Du kannst dich wahrscheinlich an eine Situation in deinem Leben erinnern, als du total wütend auf jemanden warst. So richtig wütend. Weil dich jemand enttäuscht, hintergangen, belogen, betrogen oder dir jemand bewusst Schaden zugefügt hat. Deine Gedanken haben sich nur mehr um dieses Thema gedreht. Deine Gefühle sind von Wut zu Zorn, vielleicht sogar Hass, von Enttäuschung zu Ratlosigkeit gewechselt. Dein Körper hat sich angespannt, vielleicht hast du die Hände zu Fäusten geballt. Du warst mittendrin im Wutnetzwerk. Deine Gedanken, deine Gefühle und dein Körper steckten mit drin. Alle drei Bereiche schaukelten sich gegenseitig auf.

Wahrscheinlich hat es in einem Bereich begonnen. Du bist zuerst in die Gedanken eingestiegen, dass es überhaupt nicht okay von dieser Person war, dich so zu verletzen. Dann sind deine Gefühle aufgewallt: Du bist sauer geworden, wütend, aufbrausend. Dein Körper hat darauf reagiert und es fühlte sich so an, als ob du einen Stein im Magen hättest. Du bist ins Wutnetzwerk eingestiegen und Kopf und Körper stellten alle Gedanken, Gefühle und Körperempfindungen bereit, die zu diesem Netzwerk gehören. Wäre ja auch komisch, wenn du gerade darüber nachdenkst, warum dich diese Person so hintergangen hat, und dein Gefühl dazu wäre Lebensfreude.

Was in so einem Moment auch oft passiert, ist, dass die Wut auf andere Bereiche, andere Menschen, andere Dinge überschwappt, die gar nichts mit der ursprünglichen Situation zu tun haben. Wir haben also so was wie eine Wutbrille auf und wenn dann eine andere völlig unbeteiligte Person etwas von uns braucht, bekommt auch sie etwas von unserer Wut ab. Wenn jetzt jemand einen wichtigen Termin absagt, sind wir doppelt so wütend, als wir es sonst wären. Wenn wir den Kaffee über unsere Unterlagen schütten, könnten wir aus der Haut fahren. Und wenn uns der Zug vor der Nase wegfährt, schreien wir vielleicht wie wild um uns. Weil wir gerade im Wutnetzwerk sind. Wegen dieser einen Person, die uns enttäuscht hat.

Dies lässt sich auch auf Freude umlegen: Stell dir vor, du gehst gerade ganz beschwingt an deinem letzten Arbeitstag vor dem Urlaub aus dem Büro und in Gedanken malst du dir aus, wie du deine freie Zeit verbringen wirst. Du winkst deinen Kollegen noch zu, spürst Leichtigkeit auf der Gefühlsebene und dein Körper fühlt sich leicht und beschwingt an. Wenn du in so einer Situation Kaffee verschüttest, wirst du dich vielleicht kurz ärgern, ihn aber schnell wegmachen und dich nicht weiter darum kümmern. Wenn dir der Zug vor der Nase wegfährt, wirst du die dadurch gewonnene Zeit dazu nutzen, dir ein Sandwich zu kaufen, und es in der Sonne genießen. Weil du die Freudebrille aufhast. Dein Netzwerk von Freude ist aktiviert.

## DAS NETZWERK DER ANGST

Kennst du dein Angstnetzwerk? Du stehst in der Supermarktschlange und denkst: »Oh nein, jetzt fängt das schon wieder an. Das passt mir aber gar nicht. Jetzt auf keinen Fall eine Panikattacke bekommen!« Dein Körper spannt sich an, du beginnst zu schwitzen, dein Puls geht hoch. Du fühlst dich ängstlich. Es fühlt sich ausweglos an. Die drei Bereiche schaukeln sich gegenseitig auf. Meist beginnt es in einem Bereich und schwappt dann auf die anderen beiden über. Bei vielen startet so ein Angstzustand in den Gedanken. Bei anderen fängt der Körper an, sich zu melden. Und wiederum bei anderen zeigt sich immer das Gefühl als Erstes und dann folgen die anderen. Es kann also unterschiedlich sein, in welchem Bereich man meistens in das Angstnetzwerk einsteigt.

Wenn wir einmal drin sind, ist es gar nicht so leicht, aus diesem Netzwerk wieder auszusteigen. Aber keine Sorge, wir kommen immer wieder heraus. Auch wenn es manchmal etwas dauert. Nehmen wir noch mal das Beispiel mit dem Wutnetzwerk. Hat dir, während du völlig wütend auf jemanden warst, schon mal jemand gesagt, dass es nicht so schlimm ist, du dich nicht so anstellen und jetzt endlich beruhigen sollst? Oder hast du vielleicht selbst schon mal versucht, dich ganz schnell zu beruhigen und nicht mehr wütend auf diese Person zu sein? Vielleicht musst du so wie ich jetzt auch gerade schmunzeln: Das geht nicht mit einem Fingerschnippen. Es braucht etwas Zeit, bis sich unser ganzes System wieder heruntergefahren hat. Weil eben alle drei Bereiche involviert sind. Und sich alle drei Bereiche wieder regulieren dürfen. Aber es geht. Glaub mir.

Wahrscheinlich ist dir diese Möglichkeit nicht so bewusst, weil Wut einfach wieder verfliegt und wir es nicht so klar vor Augen haben, dass wir aus dem Netzwerk ausgestiegen sind. Wir wechseln untertags auch einfach mal von einem Netzwerk ins andere, ohne dass uns das bewusst ist. Mal sind wir genervt, mal verärgert, mal gestresst, mal eher neutral, mal gut drauf, mal traurig. Manchmal sind die Übergänge fließend. Wir schwimmen sozusagen von einem Gefühlsnetzwerk ins andere. Wie aber können wir lernen, aktiv zu wechseln? Wie können wir das eben beschriebene Wissen konkret nutzen?

## SCHRITT 1: BEWUSSTMACHUNG

Wenn du bemerkst, dass du mit einem der drei Bereiche (Gedanken, Gefühle oder Körper) wieder in das Angstnetzwerk einsteigst, mach dir das bewusst. Sag dir zum Beispiel: »Ich steige mit meinen Gedanken gerade wieder in das Angstnetzwerk ein.« Wenn du es dir bewusst machst, steigst du schon einen Schritt aus dem Netzwerk heraus. Als würdest du dich von außen beobachten. Du bekommst Distanz und kehrst zum rationalen Denken zurück, was bei Ängsten sehr wichtig ist.

## SCHRITT 2: KLARHEIT DARÜBER, DASS DU DEIN SYSTEM HERUNTERREGULIEREN KANNST

Mach dir bewusst, dass sich diese drei Bereiche in der Angst aufschaukeln können. Aber: dass sie sich auch wieder beruhigen können. Oder warst du schon mal ewig wütend auf jemanden? Ich denke nicht. Gefühle verblassen. Wir »vergessen« Gedanken wieder. Andere Dinge werden wichtiger.

Vielleicht kennst du auch Situationen in deinem Leben, in denen du sehr rasch aus einem Gefühlsnetzwerk ausgestiegen bist, weil du zufällig in ein anderes eingetaucht bist. Weil zum Beispiel etwas sehr Schönes passiert ist, dich etwas sehr überrascht hat oder du einfach abgelenkt wurdest. Plötzlich war die Wut oder Angst wie verflogen, weil dein Fokus unerwartet auf etwas anderes gelenkt wurde.

Und warum sollen wir uns diese Fähigkeit nicht zunutze machen? Sei dir bewusst, dass wir in Netzwerke ein- und aussteigen können. Es muss nicht zufällig etwas Unerwartetes passieren, das uns in ein anderes Netzwerk katapultiert. Wir dürfen selbst aktiv werden. Wie das genau geht, schauen wir uns im dritten Schritt genauer an.

## SCHRITT 3: BEWUSST UMSTEIGEN

Wenn du merkst, dass sich dein Körper irgendwo ängstlich anspannt, dann entspanne diesen Körperbereich bewusst. Es braucht etwas Übung, das zu erkennen, da wir erst lernen dürfen, unseren Körper zu beobachten und zu erkennen, was dieser bei Angst eigentlich so macht. Meiner Erfahrung nach spannen sehr viele Menschen den Schulter- oder Rückenbereich an. Oder verkrampfen den Bauch. Oder atmen flacher. Wenn du Entspannung in genau diesen Körperbereich bringst, setzt du ein klares Signal: »In diesem Bereich ist Entspannung, auch ihr anderen zwei Bereiche dürft euch entspannen.« Lehn dich zurück, lockere deine Beine und Arme, atme ruhig. Damit sagst du deinem Nervensystem: Hier ist keine Gefahr.

Wenn deine Gedanken in das Angstnetzwerk einsteigen, dann darfst du auch hier beruhigen. Überleg dir, welche Gedanken sich für dich beruhigend anfühlen, und speichere sie dir auf dem Handy, damit du immer Zugriff darauf hast. Oder schreib sie dir zu Hause in ein Notizbuch.

Frag dich für die Gefühlsebene, wobei du dich sicher und geborgen fühlst. Was löst in dir ein tiefes Gefühl von Sicherheit und Wohlbefinden aus. Welches Gefühl kannst du deinem Nervensystem anbieten, damit es aus dem Angstnetzwerk aussteigen kann? Hilft es dir vielleicht, eine Hand auf deinen Bauch zu legen und dich mit dem Vertrauen in deinen Körper zu verbinden? Dir zu sagen, dass ihr bis jetzt alles geschafft habt und auch das hier überwinden werdet?

Ich weiß, dass viele dieses Vertrauen in sich verloren haben, wenn sie schon lange an Ängsten leiden, aber sei dir bewusst, du kannst dir dieses Vertrauen Stück für Stück wieder aufbauen. In ganz kleinen Schritten. Anfangs muss das nur ein klitzekleiner Hoffnungsschimmer sein. Vielleicht eine Erinnerung daran, dass dieses Angstgefühl das letzte Mal auch irgendwie vorbeigegangen ist. Dass wieder Ruhe eingekehrt ist. So wie dein Nervensystem immer wieder in den Ruhemodus zurückfindet. Kannst du deinem Körper einen kleinen Vertrauensvorschuss geben, dass er selbstständig in diese Ruhe zurückfindet? Verbinde dich jetzt im Moment mit diesem Gefühl. Kannst du einen klitzekleinen Schimmer davon wahrnehmen? Und kannst du auch dir selbst diesen Vertrauensvorschuss geben? Dich daran erinnern, was du bis jetzt alles gemeistert hast? Was dir alles gelungen ist? Und dass du immer noch hier bist? Auch wenn es manchmal richtig schwer war.

Kannst du dich für einen Moment dafür anerkennen? Dir selbst Danke sagen? Und nun bleib ein bisschen in diesem Gefühl.

Und jetzt hol mal das Wissen dazu, dass dein Gehirn ein Leben lang neu lernen kann. Dass es Dinge wieder verlernen kann. Dass du es dabei unterstützen kannst, weil es das nicht allein kann. Es braucht deine Führung dazu.

Und jetzt hol deinen Tatendrang dazu. Deinen Wunsch, dir dein Leben zurückzuholen. Den Glauben daran, dass du das schaffen kannst. Auch wenn diese Gefühle vielleicht ziemlich verschüttet sind unter Angst und Panik. Diese Gefühle gibt es noch. Du kannst sie wieder hervorholen. Glaub mir. Und wenn es für heute nur eine klitzekleine Ahnung davon ist, wie sich das anfühlt. Daran darfst du dich festhalten. Und an dich glauben. Du bist zu viel mehr fähig, als du dir jetzt zutraust. Menschen, die unter Angst und Panik leiden und das bis jetzt durchgestanden und durchgehalten haben, sind meiner Meinung nach sehr starke Menschen. Denn: Solche Gefühle muss man erst mal aushalten. Ich hoffe, du bist dir dessen bewusst. Deiner Stärke. Deiner Kraft. Deines Durchhaltevermögens. Deiner Kompetenz. Deiner Willenskraft. Deiner Ausdauer. Deiner Widerstandskraft. Deiner Belastbarkeit. Deines Mutes.

Und nun packst du dir all deine Eigenschaften zusammen und wenn du das nächste Mal mit einem Zeh in das Angstnetzwerk einsteigst, dann verbindest du dich innerlich mit dem Gefühl von Vertrauen in dich und in das Leben und sagst dir: »Ich bin viel stärker als das. Jedes Gefühl geht vorbei. Jeder Gedanke geht vorbei. Jede Körperempfindung geht vorbei. Aber ich bleibe. Denn ich bin viel stärker als das.«

## MERK DIR DAS

Wenn wir in ein Netzwerk einsteigen, dann schaukeln sich die drei Bereiche Gedanken, Gefühle und Körper gegenseitig auf. Um wieder auszusteigen, dürfen wir beruhigend auf diese drei

Bereiche einwirken. Denn eins ist klar: Wenn man in ein Netzwerk durch bestimmte Gedanken, Gefühle und Körperempfindungen einsteigen kann, kann man auch wieder aussteigen und durch andere Gedanken, Gefühle und Körperempfindungen in ein anderes Netzwerk hineingehen.

## NIMM DIR DIESEN GEDANKEN MIT

- Ich hole mir meinen Mut, meine Stärke und meine Klarheit zurück!

## PROBIERE DAS AUS

Kannst du in einem guten Moment mal versuchen, in das Netzwerk Lebensfreude einzusteigen? Hol dir den allerbesten Moment in deinem Leben in deinen Kopf, lass dich gefühlsmäßig völlig darauf ein. Flute deinen Körper mit Glücksgefühlen. Tauche ein mit all deinen Gedanken, mit all deinen Gefühlen und mit deinem kompletten Körper. Fühle dieses Gefühl in jeder Zelle. Hüpfe schwungvoll auf und ab oder tanze beschwingt durch deine Küche. Am besten drehst du noch einen Song auf, der genau zu diesem Moment passt. Spürst du es? Dieses Gefühl? Falls nein, dann tanze weiter. Hol dir Bilder in den Kopf, die dich schmunzeln lassen. Die dir Freude machen.
Und? Spürst du, zumindest ein bisschen, Lebensfreude? Falls ja, dann mach dir genau jetzt eines bewusst: Du hast gerade selbstständig und aktiv deinen Kopf und deinen Körper in einen anderen Zustand gebracht. Du selbst! Du bist aktiv in ein anderes Netzwerk eingestiegen. Und nein, das ist nicht irgendwie automatisch passiert, und nein, das Lesen allein hat das nicht ausgelöst. Du hast das ausgelöst. Du kannst das!

# TOOL #23:
## FALSCHE VERKNÜPFUNGEN IM GEHIRN LÖSEN

Unser Gehirn ist ja eine spannende Sache. Es lernt relativ schnell und es stellt rasch neue Verknüpfungen her. Alles in unserem Gehirn ist vernetzt. Das ist prinzipiell auch gut so. Wenn wir eine neue Sprache lernen möchten, dann wird das deutsche Wort zum Beispiel mit dem spanischen Wort im Gehirn verknüpft. Wenn du jemanden kennenlernst und die Person dir ihren Namen sagt, verknüpft dein Gehirn das Gesicht mit dem Namen. Wenn du deinen Lieblingskuchen backen willst, den du schon oft gemacht hast, hat dein Gehirn die Zutaten zusammen abgespeichert. Es arbeitet hocheffizient und schnell. Diese Verknüpfungen können uns im Leben enorm helfen und sind die Grundlage dafür, dass wir Neues lernen und Gelerntes abrufen können.

Wenn wir in einer bestimmten Situation eine unangenehme Erfahrung gemacht haben, wird das auch abgespeichert. Starke Emotionen, wie Angst, stellen sehr starke Verknüpfungen her. Denn hier geht es ja darum, dass wir beim nächsten Mal geschützt sind. Wenn du zum Beispiel in einem Park von einer zwielichtigen Gestalt angesprochen wurdest und dich dabei unwohl gefühlt hast, kann es sein, dass dein Gehirn diese Stelle im Park mit dem Unwohlsein verknüpft. Ab sofort präsentiert es dir jedes Mal dieses Unwohlsein, wenn du an diese Stelle kommst. Eigentlich möchte dich dein Gehirn auf etwas hinweisen. Es sagt: »Achtung, da war mal etwas bedrohlich. Pass auf dich auf.« Das läuft ganz automatisch ab. Vielleicht hast du diese Erfahrung schon wieder vergessen. Dein Körper erinnert sich aber daran. Doch natürlich kann solch eine Verknüpfung auch wieder »gelöscht«

werden. Wenn du zum Beispiel immer und immer wieder durch diesen Park läufst und dich jedes Mal sicher fühlst und nichts passiert, verblasst sie in deinem Gehirn immer mehr. Sie wird nicht mehr gebraucht. Du hast neue, gute Erfahrungen in diesem Park gemacht. Diese können alte Erfahrungen »überschreiben«.

## PANIKATTACKEN, DIE BLEIBEN

Ich denke, wir sind uns einig, dass die Gefühle, die man während einer Panikattacke hat, mitunter die heftigsten und bedrohlichsten sind, die man haben kann. Dies bedeutet aber auch, dass bei Panikattacken sehr schnell starke Verknüpfungen im Gehirn hergestellt werden können. Und dies ist leider der Grund, warum sich Panikattacken oft so rasch auf so viele verschiedene Bereiche ausdehnen und hartnäckig bleiben.

Die ersten Panikattacken kommen meistens wie aus dem Nichts, völlig unerwartet. Da wir überhaupt nicht wissen, wie uns geschieht und was mit uns los ist, befürchten wir das Allerschlimmste und haben ausgeprägte Todesangst. Und hier beginnen schon die ersten Verknüpfungen. Mit der Situation, in der du warst (vielleicht ein Meeting). Mit den Symptomen, die du hattest (Herzrasen, Schweiß). Mit der Körpertemperatur (Frösteln, Hitze). Mit dem, was du im Körper gespürt hast (weiche Knie). Mit dem, was du gedacht hast (»Ich verliere die Kontrolle«, »Ich werde sterben«). Mit deinen Gefühlen (aufgewühlt, hilflos, panisch). All das zusammen wird im Gehirn im Netzwerk Panikattacken und Todesängste gespeichert.

Und was wird passieren, wenn du das nächste Mal in eine ähnliche Situation kommst? Wenn du ähnliche Symptome hast, wenn zum Beispiel dein Herz schneller schlägt? Wenn du Ähnliches im Körper spürst, zum Beispiel weiche Knie hast? Ähnliches denkst? Dein Nervensystem steigt in das gespeicherte Netzwerk ein. Und, tatatata: Die nächste Panikattacke ist im Anmarsch. Und dein Gehirn lernt dabei wieder und verstärkt diese Verknüpfungen. Sie werden gefestigt. Das nächste Mal reagiert dein Nervensystem noch schneller.

Und was wird passieren, wenn dein Herz das nächste Mal beim Sport etwas schneller schlägt? Was wird passieren, wenn dir das nächste Mal heiß wird? Wenn du das nächste Mal aufgeregt bist? Du kennst die Antwort selbst. Diese Verknüpfungen »funktionieren« plötzlich auch in vielen anderen Bereichen. Dein Nervensystem reagiert blitzschnell. Es registriert eine ähnliche Empfindung wie damals bei der Panikattacke, die mit Todesangst (also Gefahr) im Gehirn verknüpft ist, und schreit sofort lauthals Alarm. Adrenalin wird in die Blutbahn gepumpt. Dein Körper bereitet sich auf Kampf oder Flucht vor und schon steckst du wieder mittendrin.

Warum ist dieses Wissen wichtig? Weil es uns mit viel Übung immer leichter fällt, die Panikattacken zu durchschauen. Panikattacken fühlen sich deswegen so unheimlich bedrohlich an, weil wir denken, sie kommen aus dem Nichts. Sie sind für uns überhaupt nicht kontrollierbar. Wir können uns nicht dagegen wappnen, sondern sie »passieren uns« einfach. Das lässt uns mit einer völligen Hilflosigkeit zurück.

*Meiner Meinung nach kommen Panikattacken aber nicht »aus dem Nichts«.*

Sondern: Unser vegetatives Nervensystem registriert kleinste Veränderungen in unserem Körper. Wenn es Veränderungen im Körper registriert, sendet es diese Informationen an das Gehirn. Und wenn diese Veränderungen in Zusammenhang mit einer Verknüpfung stehen, die mit Todesangst/Panikattacke verbunden ist, reagiert es sofort und löst einen Alarm aus. Für uns fühlt sich das unvorhersehbar und deswegen unkontrollierbar an. Wenn wir uns aber genauer auf Spurensuche begeben, können wir meist immer schneller festmachen, warum dieser Alarm ausgelöst worden ist. Ich selbst konnte nach und nach immer schneller Erklärungen für die Panikattacken finden. Ich lernte die »falschen Verknüpfungen«, die mein Gehirn hergestellt hatte, immer besser kennen. Und konnte so die Auslöser für die Panikattacken immer schneller erkennen.

Genau das gibt uns definitiv die Macht über uns zurück. Wir fühlen uns nicht mehr so hilflos. Denn wenn wir wissen, wodurch eine Panikattacke ausgelöst wurde, können wir viel leichter und schneller gegensteuern und sie beruhigen. Doch dazu ist es wichtig zu wissen, welche Verknüpfungen das bei uns individuell sind. Begeben wir uns auf Spurensuche!

## WELCHE ARTEN VON VERKNÜPFUNGEN GIBT ES?

So komisch sich das anhören mag, unser Gehirn kann nahezu jede Verknüpfung herstellen, möge sie von außen betrachtet noch so eigenartig sein. Viele Betroffene bekommen bei bestimmten Speisen Panikgefühle. Wenn du zum Beispiel etwas Scharfes gegessen und Hitzewallungen dabei bekommen hast, die du auch immer bei Panikattacken erlebst, stellt das Gehirn folgende Verknüpfung her: Scharfes Essen – Hitze – Panik. Und jedes Mal, wenn du scharf isst, aktiviert dein Gehirn diese Verknüpfung. Du bekommst also Panik.

Menschen, die bei Panikattacken unter Atemnot leiden, können oft keine enge Kleidung mehr anziehen. Denn enge Kleidung kann ihnen das Gefühl geben, weniger Luft zu bekommen. Dies ist wiederum mit Panik verknüpft und löst deswegen einen Alarm aus. Viele andere Betroffene trinken seit Jahren keinen Kaffee mehr. Warum? Der Kaffee wirkt anregend auf den Körper. Adrenalin wird ausgeschüttet. Bei einem starken Kaffee schlägt das Herz etwas schneller. Viele beschreiben, dass sie dadurch unruhig werden. Eigentlich eine völlig normale Reaktion des Körpers, die viele an sich bemerken, wenn sie Kaffee trinken. Bei Menschen mit Panikattacken ist das anders. Das Nervensystem registriert den schnelleren Herzschlag und die innere Unruhe. Das ist im Gehirn verbunden mit Panikattacken und Todesängsten und somit wird blitzschnell die Verknüpfung Kaffee – Panik hergestellt. Und was wird passieren, wenn sie das nächste Mal einen Kaffee trinken? Ganz genau. Das Nervensystem aktiviert diese Verbindung, reagiert mit Alarm, es kommt zu Panik.

*Im Prinzip kann dein Gehirn alles nur Erdenkliche mit Panik verbinden.*

Es gibt Menschen, die bekommen bei bestimmten Gerüchen Panik, bei bestimmten Tätigkeiten, an einer bestimmten Stelle beim Spaziergang, zu einer bestimmten Tageszeit, an einem bestimmten Wochentag, bei bestimmten Körperempfindungen, an einem bestimmten Ort, bei bestimmten Gedanken, an einer bestimmten Stelle auf der Autobahn, bei bestimmten Worten, bei bestimmten Gefühlen, beim Zubettgehen, in einem bestimmten Gebäude und so weiter.

Je öfter wir wieder in solch eine Situation kommen, die dann wegen der Verknüpfungen eine Panikattacke hervorruft, desto stärker wird die Verknüpfung im Gehirn. Wenn du also schon zehn Mal nach dem Kaffee eine Panikattacke hattest, reagiert dein Nervensystem immer noch schneller, weil diese Verknüpfung stärker wurde. Es hat diese Verknüpfung gelernt und durch Wiederholungen eingeübt. Es sind aber »falsche Verknüpfungen«, wie ich sie gern nenne. Denn Hitze ist an sich nicht bedrohlich. Und das scharfe Essen auch nicht. Und auch nicht die enge Kleidung. Und auch nicht der Kaffee. Dein Gehirn hat eine Verknüpfung zwischen ihnen und der Panik hergestellt. Und diese gilt es zu »verlernen«.

Aber wie? Wie kann man diese falschen Verknüpfungen wieder verlernen? Bleiben wir beim Beispiel Kaffee, um es etwas anschaulicher zu machen. Du kannst dieses Beispiel aber natürlich auf viele andere Verknüpfungen abwandeln. Grundsätzlich ist es so, dass wir viele Dinge vermeiden, die eine Panikattacke auslösen können. Logisch. Dies führt aber nicht zum Ziel, sondern verstärkt die Angst. Denn wie ich schon beschrieben habe, sagen wir unserem Gehirn mit jeder Vermeidung: »Ja, du hast recht, das ist wirklich gefährlich. Ich mache das lieber nicht mehr.« Somit bleibt die Verknüpfung bestehen. Und gleichzeitig auch die Angst. Also dürfen wir uns diesem Thema stellen und nicht die Augen davor verschließen.

Los geht's!

## SCHRITT 1: HINTERFRAGE DEINE VERKNÜPFUNGEN AUF IHREN WAHRHEITSGEHALT

Dieser Punkt ist sehr wichtig, weil viele Menschen die Verknüpfungen schon lange haben und sie als Tatsache abgespeichert sind. Sie sagen dann – in unserem Beispiel: »Der Kaffee löst bei mir Panikattacken aus, darum trinke ich ihn nicht.« Und die Frage ist, ob tatsächlich der Kaffee die Panikattacke auslöst. Warum können andere Menschen dann Kaffee trinken, ohne Panik zu bekommen? Warum konntest du früher Kaffee trinken, ohne Panik zu bekommen? Es gibt also auch Kaffee ohne Panik. Frag dich also hier konkret:

- Welche Verknüpfungen hast du abgespeichert?
- Ist die Verknüpfung wirklich wahr? Löst wirklich der Kaffee die Panikattacke aus?
- Oder löst Kaffee starkes Herzklopfen aus und dieses ist bei dir mit Panik verknüpft?
- Oder sind es deine Gedanken dazu?
- Wartest du schon regelrecht darauf, dass die Panik kommt, wenn du Kaffee trinkst? Beobachtest du deinen Körper beim Kaffeetrinken schon ganz genau, ob sich irgendwo ein Anzeichen einer Panik zeigt? Bist du schon nervös, bevor du den ersten Schluck nimmst?

Stell hier wirklich deine Überzeugungen auf die Probe. Analysiere genau, wie es dazu gekommen ist, dass du Kaffee gemeinsam mit Panik abgespeichert hast. Welche körperlichen Symptome oder Gedanken führen dann genau dazu, dass du panisch wirst? Und welche dieser »Symptome« gehören eigentlich ganz natürlich zur Wirkung des Kaffees? Welche sind also ganz »normal«? Löst also wirklich Kaffee die Panik aus? Oder hast du es dir »eintrainiert«?

## SCHRITT 2: MACH DIR BEWUSST, WIE DIESE VERKNÜPFUNG ENTSTANDEN IST

Erinnere dich zurück, wann bei dir die Verknüpfung zwischen Kaffee und Panik begonnen hat. Wann hast du zu glauben begonnen, dass Kaffee eine Panikattacke auslöst? Hast du einmal in einem Lokal einen Kaffee getrunken und hast dort Panik bekommen? Hattest du im Zusammenhang mit Kaffee einmal einen höheren Puls und hat dir dies Angst gemacht? Ist dir das dann noch öfter passiert und hat sich so diese Verknüpfung gestärkt? Und seitdem vermeidest du Kaffee komplett? Leider verstärkt Vermeidung das Angstgefühl. Weil wir unserem Gehirn jedes Mal sagen, dass es wirklich schlimm und gefährlich sein muss, darum machen wir das nicht mehr.

## SCHRITT 3: MACH DIR KLAR, WAS NORMAL IST UND KEIN HINWEIS AUF GEFAHR ODER PANIK

Informiere dich über Kaffee. Was löst Kaffee in jedem Körper aus? Der Blutdruck geht für maximal 30 Minuten etwas in die Höhe. Ganz normale Reaktion. Die meisten Menschen merken das nicht einmal. Die Herzfrequenz steigt ein bisschen. Ganz normal. Kaffee kann sich auf den Magen auswirken. Ganz normale Reaktion. Harndrang kann ausgelöst werden. Auch eine völlig normale Reaktion. Wenn wir das alles wissen, können wir unsere Körperreaktionen viel besser einstufen und müssen sie nicht sofort als Vorboten oder Anzeichen einer Panikattacke werten.

## SCHRITT 4: GEWÖHNE KOPF UND KÖRPER WIEDER AN DIESE REAKTIONEN

Jetzt geht es ans Üben. Wir sind wieder einmal bei der Konfrontation. Ich rate immer zu kleinen Schritten, wie du ja schon von mir weißt. Und der allerkleinste Schritt kann sein, dass man mit einem kleinen Schluck koffeinfreiem Kaffee beginnt. Denn viele Betroffene berichten, dass sich die Panik auch mit dem koffeinfreien Kaffee verknüpft hat. Und jetzt mal ehrlich: Hier ist es ja mal ganz deutlich, dass das eine falsche Verknüpfung ist. Denn wie soll Kaffee ohne Koffein Herzrasen erzeugen? Denn das Koffein bewirkt ja den Adrenalinschub. Koffeinfreier Kaffee kann diese Adrenalinzündung nicht initialisieren.

Aber wer dann? Dein Kopf. Der hat eine falsche Verknüpfung hergestellt. Hier ist ganz klar, dass uns unser Gehirn veräppelt. Und dass diese Verknüpfungen also wirklich mit allem funktionieren. Auch mit Orangensaft, mit dem Duft von Blumen oder mit einem bestimmten Lied. Ja, ist tatsächlich so. Und das zeigt uns wieder einmal, dass eben keine echte Bedrohung dahinter lauert, sondern unser Gehirn sich etwas eintrainiert hat. Das man auch wieder verlernen kann.

Gut, aber zurück zum Kaffee: Wenn du also ein paar Tage koffeinfreien Kaffee getrunken hast, um dich einfach wieder daran zu gewöhnen, wie es sich anfühlt, ganz normal Kaffee zu trinken, geht es zur nächsten Übung. Du trinkst einen Schluck Kaffee mit Koffein. Danach machst du etwas anderes. Setz dich zu Beginn auf keinen Fall hin und horch in dich hinein. Mach es ganz selbstverständlich. Wie wenn es das Normalste auf der Welt wäre. Wenn dein Fokus auf den Blutdruck geht, dann mach dir klar, welches Wissen du dir über Kaffee angeeignet hast. Dein Körper zeigt eine völlig normale Reaktion auf ihn.

*Trink einen kleinen Schluck und mach keine große Sache daraus.*

Wenn du dir dann schon etwas sicherer wirst, kannst du zwei Schlucke trinken. Und dich nach und nach weiter vortasten. Dein Gehirn darf dabei positive Erfahrungen machen und neue Verknüpfungen herstellen. Gleichzeitig verblassen die alten und werden nach und nach gelöscht.

Dies war ein Beispiel für Kaffee, aber du kannst es für viele andere »falsche« Verknüpfungen abwandeln. Es geht darum, die Verknüpfung auf ihren Wahrheitsgehalt zu überprüfen, sich zu überlegen, wann sie entstanden ist, und sich dann Schritt für Schritt der Situation zu stellen. Mit viel Geduld. Sei nicht traurig, wenn es nicht gleich gelingt. Ich musste manche Verknüpfungen Hunderte Male »üben« und mich ihnen stellen, bis mein Gehirn nach und nach neue Verknüpfungen hergestellt und verstanden hat, dass ich nicht in Gefahr bin. Geh liebevoll mit dir um.

### MERK DIR DAS

Dein Gehirn stellt täglich viele Verknüpfungen her. Und bei starken Gefühlen stellt es starke Verknüpfungen her. Manchmal verknüpft es dann sogar Dinge, die gar nichts miteinander zu tun haben. Wie zum Beispiel den Sport mit Panikattacken, weil beim Sport der Puls hinaufgeht und es da eine Verknüpfung zu Todesangst gibt. Bei vielen Menschen sind auch Probleme mit dem Magen mit Panikattacken verknüpft – da sie schon oft Magenprobleme, Übelkeit oder Durchfall bei Panikattacken hatten. Somit folgt auf jedes komische Gefühl in der Magengegend Panik. Doch das sind falsche Verknüpfungen. Da das Gehirn hier Verbindungen zwischen zwei Dingen herstellt, die eigentlich nicht zusammengehören. Hinterfrag deine Verknüpfungen. Und lass dir von der Angst keinen Blödsinn einreden.

## NIMM DIR DIESE GEDANKEN MIT

- Ein Satz, der mich in der Zeit meiner Angsterkrankung begleitet hat, war: »Auch das geht vorbei.« Diesen Satz habe ich oft zu mir gesagt, wenn bedrückende Gefühle meine Begleiter waren. Wenn aufdringliche Gedanken mich heimgesucht haben. Wenn mir scheinbar endlos dauernde Körperempfindungen zu schaffen gemacht haben. Heute sage ich diesen Satz zu dir: »Auch das geht vorbei.« Wir schaffen das.

## PROBIERE DAS AUS

Zwei Dinge, die ich dir für diese Übungen mitgeben möchte, wenn du dich Situationen annäherst, die dir lange Angst gemacht haben: 1. Mach langsam. Und: 2. Bleib dran. Meine Erfahrung, wenn ich »zu viel« wollte und mich und mein Nervensystem bei den Übungen überfordert habe, war, dass ich oft zwei Schritte zurück gemacht habe. Wenn ich mich in Übungen »hineingestürzt« habe, weil ich das eine oder andere endlich wieder unternehmen wollte, ging das oft nach hinten los. Speziell, wenn dies mit sehr starken Ängsten und Panikattacken verbunden war und sich mein Nervensystem noch nicht gut beruhigen konnte. Oft hatte ich nach solchen Übungen noch mehr Angst als vorher. Bis ich irgendwann verstanden hatte, dass ich langsam gehen darf. Mich Schritt für Schritt an Situationen heranwagen darf. Denn es geht meiner Meinung nach nicht darum, die fraglichen Situationen irgendwie auszuhalten, egal, wie viel Angst man hat. Es geht darum, in diesen Situationen wieder Sicherheit zu empfinden. Zu erfahren, dass das Nervensystem und man selbst ruhiger und ruhiger wird. Dass es seine Mechanismen zurückfährt, wenn es Sicherheit empfindet. Es geht darum, zu lernen, dass man seinem Körper nach und nach wieder vertrauen darf und Einfluss auf ihn hat. Es geht darum, zu lernen, dass der Körper uns eigentlich schützen will. Dass er diese Mechanismen auslöst, weil er glaubt, wir sind in Lebensgefahr. Unser Körper ist für uns. Und genau so dürfen wir mit ihm umgehen: mit Verständnis und Dankbarkeit. Dankbar, dass er uns helfen will. Aber mit dem Wissen, dass es eine Fehlzündung ist. Das kann er nicht wissen. Aber wir wissen es. Und darum können wir es verändern. Der zweite Punkt ist: Bleib dran. Wenn wir in einer Situation wieder viel Angst haben, vermeiden wir sie. Damit geben wir der Angst recht. Und so bleibt sie bestehen. Es ist völlig okay, auch mal einen Schritt zurückzugehen, wenn du dich und dein Nervensystem überfordert hast. Es ist völlig okay, sich einzugestehen, dass dieser Schritt zu groß war. Aber sei dir bewusst, dass du dich wieder und wieder annähern darfst und dranbleiben darfst. Manchmal braucht es wirklich sehr viele Annäherungsversuche, bis wir merken, dass sich etwas ändert. Gib dir Zeit, aber gib nicht auf.

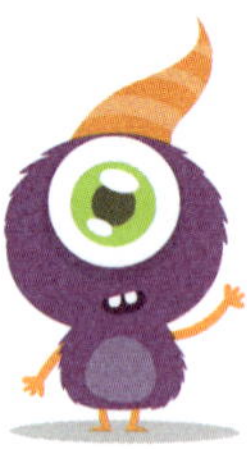

# TOOL #24:
## SPRICH KLARTEXT MIT DEINEM NERVENSYSTEM

Wir kommen nun zum letzten Tool dieses Kapitels und zum letzten Tool des ganzen Buches. Du hast ja über das ganze Buch hinweg von mir Übungen, Haltungen und Denkrichtungen vorgestellt bekommen, in denen es viel darum geht, die Ängste zuzulassen, sie zu akzeptieren und dadurch zu lernen, dass sie dir nichts anhaben können. Und es ging auch darum, eine klare Haltung der Angst gegenüber einzunehmen und auch mal ein ernstes Wörtchen mit ihr zu reden. Es ging viel darum, wieder Sicherheit in sich zu finden und in kleinen Schritten das Nervensystem wieder an Situationen und Gedanken heranzuführen, die ihm Angst gemacht haben. Und dem Nervensystem und gleichzeitig sich selbst immer wieder zu zeigen, dass alles okay ist. Dass keine Gefahr besteht. Es ging darum, einen Schritt auf die Angst zuzugehen und, wenn es zu viel war, auch wieder einen Schritt zurückgehen zu können. Nichts zu überstürzen. Sondern ganz viel Sicherheit, Vertrauen und Geborgenheit im Gepäck zu haben und sich behutsam und sanft sein Leben zurückzuholen.

Und weißt du, was für mich zu Sicherheit und Vertrauen auch dazugehört? Eine klare Führung. Jemand, der weiß, wo's langgeht. Der weiß, was der nächste Schritt ist. Der einen Plan hat. Jemand, der klare Worte und ein klares Ziel vor Augen hat. Jemand, der für die Motivation zuständig ist. Und jemand, der die richtigen Worte findet, wenn mal etwas nicht so klappt, wie man es sich wünscht.

Und weißt du, wer der einzige Mensch auf der Welt ist, der das für dich und deinen Weg übernehmen kann? Du kennst die

Antwort wahrscheinlich. Dieser Jemand kannst nur du selbst sein. Du weißt, wo deine blinden Flecken sind. Du weißt, wo deine Ängste liegen. Du weißt aber auch, was du erreichen willst. Du weißt, was deine Ziele sind.

Das kann dir niemand abnehmen. Du kannst die Führung in der derzeitigen Lage auch nicht allein bei deinem Nervensystem lassen. Es würde überall Gefahr wittern. Du darfst dein Nervensystem daher in die Schulung schicken. In eine Schulung, in der du ihm neu beibringst, was wirklich gefährlich ist und was nicht. In der du ihm beibringst, wie es sich wieder entspannen kann. In der du ihm beibringst, wo es aufgeregt sein kann und wo es sich keine Sorgen zu machen braucht. Du darfst seine Ansichten und Reaktionen hinterfragen.

## WAS KANNST DU DEINEM NERVENSYSTEM SAGEN, WENN ES FEHLALARME ZÜNDET?

Wenn dein Nervensystem den Angstschalter in deinem Kopf wieder einmal auf »Ein« schaltet, dann sprich auf eine liebevolle Weise zu ihm. Sprich es direkt an, sage deine Worte laut oder leise, aber immer freundlich.

Sage zum Beispiel zu ihm: „Liebes Nervensystem, danke, dass du mich gerade auf etwas hinweisen möchtest. Dir kommt gerade etwas bedrohlich vor, du glaubst, ich bin in Gefahr. Darum machst du meinen Atem schneller, spannst meine Muskeln an und lässt die Gedanken rasen. Du möchtest mich schützen. Ich habe die Lage nun aber geprüft und ich möchte dir sagen: Wir sind in Sicherheit. Hier gibt es keine Gefahr. Das war ein Fehlalarm. Ich schau mich noch mal um und kann dir versichern: Alles ist gut. Ich nehme nun ein paar ruhige Atemzüge und wir bewegen uns wieder in den Ruhemodus zurück. Komm, ich nehme dich an der Hand und wir machen das jetzt gemeinsam. Du brauchst ein paar Neueinstellungen. Denn du zündest zu viele Fehlalarme. Und das ist für mich und für dich anstrengend.«

Dein Nervensystem braucht dich und deine liebevolle Führung. Aber es geht auch darum, Klartext zu sprechen. Es muss wieder jemand sagen, wo es langgeht. Das Nervensystem braucht jemanden, der schaut, was es gerade braucht. Wo es gerade feststeckt und wo man es befreien darf. Und es braucht aber auch jemanden, der einen Plan hat, was jetzt gemacht wird, und Anweisungen dazu gibt.

Wenn das Nervensystem gerade im Alarmmodus feststeckt, dann drücken wir uns vor etwas, vermeiden, trauen uns nichts. Wir bleiben in der Angstspirale hängen. Das ist der Punkt, an dem deine Person gefragt ist. Du wirst gebraucht. Du darfst wieder das Zepter in die Hand nehmen und deinem Nervensystem Anleitungen geben: »Liebes Nervensystem, heute üben wir das so. Ja, ich weiß, dass da gerade Angst ist, aber das ist ein Fehlalarm. Das fühlt sich total schlimm im Körper an. Wir sind aber in Sicherheit. Wir gehen diesen Schritt jetzt.«

Denn wenn du immer dein Nervensystem in Kombination mit deiner Angstzentrale entscheiden lässt, wirst du keinen Schritt weiterkommen. Die beiden werden hadern und zweifeln und dich zurückhalten. Logisch, es ist ja deren Job, dich vor Gefahren zu schützen. Da ist aber keine Gefahr. Um deine Ängste bewältigen zu können, braucht es jemanden, der sich auch mal über die Ideen und Ansichten der Angst hinwegsetzt und sagt: »Ich habe mir das überlegt und darum habe ich entschieden, dass wir das so üben.«

Und du darfst deiner Angst auch mal ein ganz deutliches großes Stoppschild vor die Nase halten. Du darfst dich so groß wie möglich machen, Kopf hoch, Schultern zurück, Brust raus, und der Angst ganz klar sagen: »Liebe Angst, halt doch mal die Klappe. Es reicht jetzt. Misch dich nicht ständig in meine Angelegenheiten ein. Ich bin stark und ich kann das. Basta.«

Nimm dein Leben in die Hand. Hol es dir zurück.

Wir schaffen das.

Ganz sicher.

## MERK DIR DAS

Du darfst in deinem Leben wieder die Person werden, die sagt, wo es langgeht. Dein Nervensystem reagiert oft über und produziert Gedanken, Gefühle und Körperempfindungen, die Angst machen. Du darfst wieder liebevoll die Führung übernehmen und klare Ansagen machen. Jedes Mal, wenn du zusammenzuckst und der Angst zu viel Glauben schenkst, gibst du ihr recht und sie breitet sich aus. Setz du die Grenze. Sag klar: »Stopp, bis hierher und nicht weiter.« Du übernimmst die Führung. Wenn du es nicht machst, dann macht es die Angst. Willst du das?

## NIMM DIR DIESEN GEDANKEN MIT

- So, jetzt schalten wir mal das Vernunftzentrum im Kopf ein und drücken den Schalter der Angstzentrale auf »Aus«.

## PROBIERE DAS AUS

Es kann hilfreich sein, sich dieses Bild der »Ein«- und »Aus«-Schalter der Angstzentrale immer wieder vor Augen zu führen, wenn sich die Angst zeigt. Wenn es im Körper irgendwo zwickt und deine Gedanken gehen Richtung »Oh du meine Güte, was das schon wieder Lebensbedrohliches sein könnte«, dann halte inne. Sag dir selbst: »STOPP! Mein Angstschalter ist auf ›Ein‹. Darum interpretiere ich das gerade so. Ich schalte ihn jetzt auf »Aus« und dann interpretiere ich neu.«

Wenn du mit deinen Gedanken wieder in Zukunftsszenarien herumschwirrst, die nichts Gutes beinhalten, dann halte auch hier inne. Stopp dich selbst. Mach dir klar: Dieser Gedanke ist von der Angst eingefärbt. Dieser Gedanke gehört zur Angst und nicht zu mir. Der Schalter der Angstzentrale ist gerade auf »Ein«. Darum lautet dieser Gedanke so. Wenn ich wieder einen klaren und ruhigen Kopf habe, werde ich diesen Gedanken nicht glauben.

## FAZIT: DIE MACHT DEINER GEDANKEN

Angst ist ein ziemlich mühsamer Weggefährte. Sie drängelt sich vor, mischt sich ein, will überall mitreden, ohne dass sie gefragt wird. Wahrscheinlich kennst du das. Und sie erzählt ja leider keine schönen Geschichten, die gut ausgehen. Im Gegenteil. Sie führt uns die schlimmsten Konsequenzen, die schrecklichsten Ausgänge und die bittersten Resultate vor Augen. Und in den meisten Fällen lässt sie sich nicht durch logische Argumente besänftigen.

Und um das noch mal klarzustellen: Das ist prinzipiell der Job der Angst. Sie soll uns auf Gefahren hinweisen, sie soll uns zeigen, dass etwas nicht gut ausgehen kann, sie soll laut »Alarm« schreien, wenn wir in Lebensgefahr kommen könnten. Und das ist gut so. Danke, Angst.

Wenn aber durch gewisse Lebensumstände oder bestimmte Auslöser der Schalter der Angst in unserem Kopf dauerhaft auf »Ein« ist, dann wird das Leben richtig anstrengend. Dann sehen wir alles durch die Brille der Angst. Wir beschäftigen uns dauernd mit schlechten Auswirkungen, desaströsen Ereignissen und dramatischen Lebenswendungen. Das wirkt sich auf unsere Gefühle aus, die schwer und kräftezehrend werden. Und auf unseren Körper, der ständig nervös und unruhig ist. Das Leben wird dadurch richtig mühsam.

Wenn wir Ängste und Panikgefühle bewältigen wollen, geht es darum, unseren Kopf nicht allein entscheiden zu lassen, womit er sich beschäftigt. Wenn du die Abläufe und Gedanken »da oben« ändern willst, musst du konkret daran arbeiten. Es geht darum, Angstgedanken zu hinterfragen und der Angst nicht mehr ungefiltert alles zu glauben. Denn dann hast du bereits verloren. Es geht darum, immer wieder einen Schritt aus dem Gedankenstrudel herauszusteigen und die Gedanken neutraler zu beobachten. Von einem neutralen Standpunkt aus kannst du sie leichter prüfen. Wenn du mittendrin bist, lässt sich schwer eine rationale Sichtweise einnehmen.

Es geht darum, dir zu überlegen, mit welchen Dingen du dich beschäftigen willst. Du darfst deinen Kopf mit bestimmten Gedanken füttern und ihm bestimmte Gedanken anbieten. Er selbst wird immer den Trampelpfad gehen, der am meisten ausgetreten ist. Und wenn du dich monate- oder jahrelang mit Angstthemen beschäftigt hast, welchen Trampelpfad wird dein Gehirn dann wählen? Den der Angst.

Es geht darum, so weit Frieden mit deiner Angst zu schließen, dass du radikal alles akzeptieren kannst, was sie dir vor die Füße wirft. Die radikale Akzeptanz ist eines der wirkungsvollsten Tools, die man bei Ängsten anwenden kann. Und eines der herausforderndsten. Wenn man jahrelang gegen die Angst »gekämpft« hat, sperrt sich alles im Inneren, widerstandslos zu akzeptieren, was die Angst sagt und mit uns macht. Ich kann dir nur den Tipp geben, es auszuprobieren. Es kann ein großer Befreiungsschlag für dich sein.

Denn genau darum geht es: Die Angst hat uns eingesperrt, hat uns Dinge vorgegeben, die wir tun und lassen sollen, hat uns vorgegeben, wie wir uns fühlen dürfen. Bei der Bewältigung von Ängsten geht es darum, sich seine Freiheit zurückzuholen.

Wieder selbst zu entscheiden.

Sich sein Leben zurückzuholen.

Und das geht, glaub mir.

Wir schaffen das.

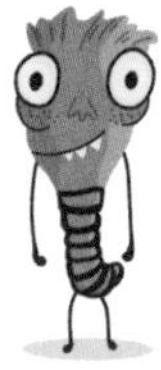

# ZUM GUTEN ABSCHLUSS: DU SCHAFFST ES!

Du hast in diesem Buch eine Menge Tools kennengelernt, um Angst und Panik zu überwinden. Du hast Informationen dazu bekommen, was im Körper bei Angst und Panik passiert und wie du dir dieses Wissen zunutze machen kannst, um dein Nervensystem zu beruhigen. Du hast erfahren, wie du einen anderen Umgang mit starken Gefühlen finden und wie du deine Haltung verändern kannst, wenn sich die Angst zeigt. Und du hast Werkzeuge an die Hand bekommen, um Angstgedanken zu hinterfragen und dich ins Hier und Jetzt zurückzuholen.

Vielleicht hast du im Moment das Gefühl, nicht zu wissen, wo du anfangen sollst. So viele Informationen, so viele verschiedene Gedankenimpulse, so viele unterschiedliche Übungen! Lass dir von mir sagen: Es gibt kein Richtig oder Falsch. Es gibt keinen Ablauf, den du ganz genau verfolgen musst, um deine Ängste bewältigen zu können.

Es geht darum, loszugehen für dein »neues Leben« und anzufangen. Es wird Rückschritte geben. Es wird Erfolge geben. Es wird Zeiten geben, in denen du den Kopf in den Sand stecken willst. Es wird Momente geben, in denen du die ganze Welt umarmen willst, weil etwas gelungen ist. Glaub mir, ich weiß, wovon ich spreche. Wenn ich eine Sache gelernt habe, dann ist es, dass ich liebevoll mit mir umgehen darf. Ich darf liebevoll mit mir sein, wenn ich keine Kraft habe, etwas auszuprobieren. Ich darf liebevoll mit mir sein, wenn ich mich nicht traue, etwas Neues zu üben. Ich darf liebevoll mit mir sein, wenn ich einen Rückzieher mache. Ich darf liebevoll mit mir sein, wenn ich einen Rückfall habe. Ich darf liebevoll mit mir sein, wenn ich etwas geschafft habe, und ich muss dies nicht als selbstverständlich ansehen. Ich darf liebevoll mit mir sein. Zu jedem Zeitpunkt in diesem Prozess. Und das möchte ich nun auch dir mitgeben.

## SEI LIEBEVOLL MIT DIR

Sei liebevoll mit dir. Sei geduldig mit dir. Ängste und Panikattacken zu bewältigen, ist kein linearer Prozess. Es geht rauf und runter. Nach vorn und zurück. Es gibt Höhen und Tiefen. Aber einer Sache bin ich mir ganz sicher: Es gibt einen Weg da raus. Auch wenn du selbst manchmal nicht mehr daran glauben kannst. Es gibt ihn.

Es ist ein Weg, den nur du gehen kannst. Niemand kann dir das abnehmen. Du kannst dir die besten Helfer an deine Seite holen, was ich dir auch ans Herz lege, aber nur du kannst den nächsten Schritt setzen. Und genau darum geht es: Mach den nächsten Schritt. Probiere ein neues Tool aus diesem Buch aus. Hol dir einen anderen Gedanken in deinen Kopf. Mach etwas anders, als du bisher gemacht hast. Geh los. Für deine Lebensfreude, für deine Freiheit, für dein Leben.

Denn auch das ist eine Sache, die ich gelernt habe: Man muss die Sache anpacken. Abzuwarten und nur lange genug Dinge zu vermeiden hat noch kaum eine Angsterkrankung verändert. Das musste auch ich schmerzlich lernen.

Du kannst etwas tun. Du bist nicht machtlos. Du bist der Angst nicht ausgeliefert. Auch wenn sich das manchmal (oder sehr oft) so anfühlt. Und ja, wenn du beginnst, dich den Ängsten zu stellen, dann sei dir einer Sache bewusst: Da wird Angst sein. Da wird Panik sein. Du wirst Angst haben. Auch beim zweiten, dritten … fünfzehnten Übungsversuch. Und dabei geht es jedes Mal wieder um die Frage: Und wie gehe ich heute damit um? Welche Technik wende ich an? Wie kann ich mein Nervensystem herunterregulieren? Wie kann ich meinem Körper Sicherheit vermitteln? Was kann ich dieses Mal anders machen? Mit welcher Haltung trete ich der Angst heute gegenüber?

Und vielleicht spürst du bei der zwanzigsten Übung eine klitzekleine Veränderung. Vielleicht bemerkst du, dass die Angst auf einmal auf dem Absatz kehrtgemacht hat und auf einmal weg war. Vielleicht bemerkst du, dass sie sich nicht in aller Wucht gezeigt hat. Vielleicht bemerkst du, dass die körperlichen Reaktionen plötzlich weniger ausgeprägt waren. Und warum? Weil du diese Veränderung herbeigeführt hast. Weil du dir deiner Stärke bewusst geworden bist. Weil du anders gehandelt hast. Weil du gelernt hast, anders damit umzugehen. Weil du dir Wissen angeeignet hast, dass Angst eigentlich nur Adrenalin ist.

*Weil du klarer geworden bist.*

Und wenn du diese klitzekleine Veränderung bemerkst, dann mach sie dir bewusst. Mach dir ganz klar bewusst, dass du Einfluss genommen hast. Vielleicht das erste Mal in deinem Leben. Und mach dir bewusst, dass du diesen Einfluss ausdehnen kannst. Dass du immer mehr Einfluss auf deine Gefühle nehmen kannst. Dass du eben nicht ausgeliefert bist. Und dass du dadurch immer mehr Sicherheit bekommen wirst. Dass du dich selbst wieder als Person erlebst, die handlungsfähig ist. Die die Zustände ihres Nervensystems aktiv verändern kann. Die Ruhe in ihren Körper bringen kann. Die Sachlichkeit in ihren Kopf bringen kann, wenn die Gedanken panisch werden. Die Gelassenheit in eine Situation bringen kann, die chaotisch ist.

Du kannst diese Person werden. Und dafür darfst du an dir arbeiten. Dafür darfst du den nächsten Schritt gehen. Dafür darfst du dranbleiben. Denn diesen Weg zu gehen erfordert Zeit. Ein Nervensystem, das jahrelang im Alarmmodus war und auf jede potenzielle Gefahrenquelle mit starken Ängsten und Panikattacken reagiert hat, beruhigt sich nicht in einer Woche. Hier darfst du geduldig mit dir sein. Aber du darfst immer das Wissen im Hinterkopf haben: »Es geht. Ich kann mein Leben verändern, auch wenn ich jahrelang tagtäglich Angst hatte.«

Glaub mir, ich weiß, wovon ich spreche. Ich konnte keinen Supermarkt mehr ohne Panik betreten, auf keiner Autobahn mehr fahren, kein Restaurant mehr besuchen, keine Freunde mehr treffen, keinen Urlaub mehr machen, keinen Arztbesuch mehr wahrnehmen, keinen Sport mehr ohne Angst machen, nicht mehr allein sein, nicht mehr arbeiten, nicht mehr ohne Angst spazieren gehen. Ich hatte Angst vor Krankheiten, Angst vor dem Tod, Angst davor, verrückt zu werden, Angst vor der nächsten Attacke. Ich hatte Angst vor allem ... und am meisten vor mir selbst. Und heute? Heute ist wieder Ruhe in meinem Nervensystem. Heute kann ich mein Leben wieder leben. Mein Nervensystem war außer Rand und Band. Ich durfte lernen, es zu beruhigen. Immer und immer wieder. Viele Hunderte Male. Bis es wieder gelernt hatte, sich selbst zu regulieren. Und heute übernimmt es diesen Job wieder selbst: Wenn ich aufgeregt bin, spüre ich, wie auf einmal wieder ganz automatisch Ruhe einkehrt. Wenn ich Stress habe, merke ich, wie es nach einer Pause verlangt. Wenn viel los war und ich einen tiefen Atemzug nehme, spüre ich die Verbundenheit zu meinem Nervensystem, das jetzt die Entspannung einleitet.

Und auch dein Nervensystem kann das wieder lernen. Du kannst das lernen. Du kannst wieder lernen, von Angst in Vertrauen zu wechseln. Du kannst wieder lernen, von Panik in das Gefühl von Sicherheit zu kommen. Du kannst wieder lernen, von innerer Unruhe zu Gelassenheit zu manövrieren.

Leg los. Und bleib dran. Hol dir Schritt für Schritt dein Leben zurück. Du schaffst das. Ich wünsche es dir von Herzen.

# FAQ: FRAGEN, DIE MIR IMMER WIEDER GESTELLT WERDEN

Zum Schluss dieses Buches möchte ich dir noch in kurzer Form ein paar Fragen beantworten, die mir sehr oft gestellt werden.

## WIE GEHE ICH AM BESTEN MIT RÜCKFÄLLEN UM?

Immer wieder werde ich gefragt: »Klara, wie geht man mit Rückfällen um? Wenn es einem schon eine Zeit lang etwas besser ging oder eine Situation schon besser geklappt hat und die Angst plötzlich mit voller Wucht zurückkommt?«

Ich kann dir sagen, wie ich es gemacht habe: Ich habe geflucht, geweint, das Leben beschimpft, das Schicksal verdammt, geschrien, habe die Hoffnung aufgegeben, mich verkrochen und gar nichts mehr geübt. Und dann: habe ich mich wieder an irgendeinen der Punkte erinnert, die ich alle in diesem Buch zusammengeschrieben habe. Ich habe mir bewusst gemacht, dass ich unter der Decke verkrochen mein Leben nicht verändern werde, und bin aufgestanden. Und habe weitergemacht. Nach jedem Rückfall. Wieder und wieder. Bis die Rückfälle weniger wurden. Und weniger.

Und darum möchte ich dir hier sagen: Es wird Rückfälle geben. Es wird Phasen geben, in denen es dir schlecht geht. Es geht auf keinen Fall darum, zu erwarten, dass nach dem Lesen dieses Buches das ganze Leben nur mehr rosarot ist. Nein, manchmal ist es tiefschwarz. Und manchmal tut es auch gut und ist es wichtig, einfach einmal sitzen zu bleiben und zu weinen. Bis du wieder aufstehst und dir einen Tritt in deinen Allerwertesten gibst und dich an Folgendes erinnerst:

- Was hat bis jetzt geklappt?
- Was klappt trotz meines Rückschlags noch?
- Was habe ich das letzte Mal getan, sodass es mir dann besser ging?
- Wen kann ich um Hilfe bitten?
- Wo fange ich an?

Und dann geht's los.

## WAS KÖNNEN ANGEHÖRIGE TUN?

Das ist auch eine Frage, die mich ganz oft erreicht. Wenn jemand, der dir nahesteht, eine Panikattacke oder starke Angstgefühle hat, dann sei einfach da. Und bewahre die Ruhe. Dein ruhiges Nervensystem ist die beste Unterstützung für jemanden, der aufgewühlt ist. Du kannst zum Beispiel sagen: »Ich bleibe so lange bei dir, bis es dir besser geht. Ich bin da.«

Manche Menschen mit Angstzuständen wollen reden, andere wollen schweigen. Manche möchten eine Umarmung, manche möchten keine Berührung. Manche möchten, dass eine andere Person anwesend ist, andere wollen allein sein. Hier gibt es kein allgemeingültiges Rezept. Am besten setzt man sich in einem guten, ruhigen Moment zusammen und die betroffene Person soll sagen, was sie in so einer Situation braucht.

*Erstellt gemeinsam
eine Art Notfallplan, der greift,
wenn die Angst wiederkommt.*

Ich rate Angehörigen, sich selbst auch Wissen anzueignen, was bei einer Panikattacke im Körper eines Menschen passiert. Dies kann dabei helfen, dass man selbst die Ruhe bewahrt. Außerdem kann man zum Beispiel anbieten, dass man gemeinsam ruhig atmet oder einen kleinen Spaziergang macht. Je nachdem, was der betroffenen Person guttut.

Einer der wichtigsten Punkte ist es, Sicherheit zu vermitteln. Eine Person, die starke Angst und Panik hat, fühlt sich gerade nicht sicher. Das Nervensystem wittert Lebensgefahr und dies kann Todesängste auslösen, obwohl sie äußerlich betrachtet in völliger Sicherheit ist. Das können die Betroffenen aber oft gar nicht in Worte fassen, weil sie selbst keine Erklärung für das haben, was in ihnen vorgeht. Diese Ungewissheit macht dann noch mehr Angst. Weil man gar nicht weiß, wovor man eigentlich genau Angst hat. Betroffene können nicht rational erklären, was da gerade mit ihnen passiert. Dies ist auch wirklich im aktuellen Moment nicht möglich, weil sie auf diesen Bereich im Gehirn keinen Zugriff haben, wenn die Angst massiv ist. Sie können also nichts dafür und brauchen Verständnis.

Angehörigen darf ich raten: Sei einfach da. Mit all deiner Ruhe. Mit all deiner Zuversicht. Mit all deiner Hoffnung. Du musst keine Lösung parat haben. Du musst die Angst nicht bekämpfen oder einen schlauen Spruch auf Lager haben. Sei einfach da. Und bring Ruhe und Sicherheit in die Situation.

## WO BEKOMME ICH HILFE?

Wenn du an einer Angsterkrankung und/oder an starken Angstsymptomen leidest und selbst nicht weiterweißt, kümmere dich um psychotherapeutische und/oder fachärztliche Unterstützung. Du musst da nicht allein durch. Es gibt Menschen, die dafür ausgebildet sind, um mit dir an genau diesen Themen zu arbeiten. Eine erste Anlaufstelle kann der Hausarzt oder die Hausärztin sein, von wo aus du an eine geeignete Person weiterverwiesen werden kannst. Oder du schaust dich im Internet um, ob es in deiner Gegend geeignete Anlaufstellen gibt. Körperliche Beschwerden sollten immer ärztlich abgeklärt werden.

## WAS KÖNNEN DIE URSACHEN VON STARKEN ÄNGSTEN UND PANIKATTACKEN SEIN?

Dieses Thema würde ein ganzes weiteres Buch füllen. Die Ursachen von Angsterkrankungen können vielfältig sein und sie können individuell in einer Psychotherapie betrachtet werden. Denn jeder Mensch bringt eine andere Vorgeschichte, einen anderen familiären Hintergrund, andere berufliche Bedingungen und so weiter mit. Hier nur eine kurze Zusammenfassung:

Genetische Faktoren können eine Rolle spielen. In Familien von Menschen mit Angsterkrankungen findet man oft eine Häufung dieser Diagnosen. Kinder lernen außerdem am Modell ihrer Eltern. Das bedeutet, dass zum Beispiel ein ängstliches Verhalten des Vaters oder der Mutter für die Kinder als Modell dient, dieses Verhalten zu »kopieren«. Eltern leben Ängstlichkeit also häufig vor.

Auf der neurobiologischen Ebene lässt sich sagen, dass Angsterkrankungen auf eine Dysregulation des Nervensystems zurückgehen können. Durch andauernden Stress oder ein Trauma kann die Fähigkeit des Nervensystems, flexibel auf Anforderungen zu reagieren, verloren gehen. Darum wechselt es öfter in den Alarmmodus. Das Angstzentrum produziert dann zu oft zu viel Adrenalin. Es kommt also zu Fehlzündungen und die Person hat in vielen Situationen Angst, obwohl sie augenscheinlich in Sicherheit ist.

Stress bedeutet hier nicht nur Arbeitsstress, sondern kann sich genauso auf ungesunde Beziehungen, Mobbing, Verluste, Trennung, familiäre Herausforderungen und Ähnliches beziehen. Unser Nervensystem ist prinzipiell sehr flexibel und belastbar. Wenn jedoch über einen zu langen Zeitraum zu viele Anforderungen auf uns einwirken, unser Nervensystem überfordert ist und wir nicht genügend regenerieren, verliert es nach und nach seine eigentliche Flexibilität.

Lerntheoretische Aspekte sind bei Angsterkrankungen auch ein wichtiger Punkt: Wenn man zum Beispiel in einem Tunnel einen Autounfall erlebt hat, kann es ein, dass plötzlich der Tunnel mit Angst verknüpft wird. Daraufhin kann es sein, dass jeder Tunnel Angst auslöst. Es werden also zwei Reize miteinander verknüpft. So wird Angst »gelernt«, denn zuvor hatte man in einem Tunnel keine Angst. Ich habe diese Verknüpfungen hier im Buch »falsche Verknüpfungen« genannt. Dies beschreibt, dass Menschen, die in einer Situation eine Panikattacke erlebt haben, diese mit Panik verknüpfen, obwohl die Situation an sich gar nicht gefährlich ist. Durch Vermeidung wird die Angst dann aufrechterhalten.

*Es kann hilfreich sein,*
*die vielfältigen möglichen Auslöser*
*der Angst zu kennen.*

Das Modell des Teufelskreises der Angst beschreibt auch, wie Angst entstehen kann. Hierbei geht es darum, wie sich die Wahrnehmung von körperlichen Veränderungen und die dabei auftretenden Gedanken gegenseitig verstärken und Angst auslösen können. Wenn wir zum Beispiel beim Fernsehen auf der Couch Herzrasen bekommen und zu schwitzen beginnen, machen wir uns wahrscheinlich zuerst auf die Suche nach Erklärungen. Wir hören immer mehr hinein und richten den Fokus auf den Körper und dessen Reaktionen. Wenn wir keine harmlose Erklärung für die Reaktionen finden, bewerten wir sie plötzlich als bedrohlich und denken vielleicht an einen Herzinfarkt. Das löst Angst in uns aus und die körperlichen Reaktionen, die Gedanken und die

Gefühle schaukeln sich immer weiter auf. Wenn wir immer wieder in diesen Angstkreislauf einsteigen, können sich Ängste dadurch verfestigen und immer häufiger auftreten.

Dies waren kurz gefasst ein paar Ansätze dazu, wie Ängste und Panik entstehen können. Bei den meisten Menschen spielen mehrere Auslösefaktoren bei der Entstehung und Aufrechterhaltung von Ängsten zusammen. Hier kann es wichtig sein, individuell daran zu arbeiten. Viele Betroffene berichten, dass sie schon jahrelang an diesen Auslösern gearbeitet haben und nach wie vor Ängste und Panikattacken haben. Meiner Erfahrung nach reicht meistens allein die Aufarbeitung von Auslösern nicht aus, um Ängste zu bewältigen. Angst hat sich in vielen Bereichen automatisiert. Ich erläutere das gern anhand des Beispiels mit dem Unfall im Tunnel und den Panikattacken, die nun in jedem Tunnel auftreten. Man kann jahrelang an diesem Thema des Unfalls (als Auslöser) arbeiten. Aber: Wenn der Betroffene nicht in der Situation im Tunnel lernt, sein Nervensystem zu beruhigen und wieder zur Ruhe zu kommen, kann es sein, dass die Panikattacken im Tunnel weiter bestehen bleiben – egal, wie lange schon am Auslöser gearbeitet wurde. Diese Angst kommt automatisch. Sie ist eingelernt. Das Gehirn hat eine Verknüpfung hergestellt. Und: Falls es sich gleichzeitig um ein Trauma handelt, ist es auch im Körper gespeichert.

Was ich damit sagen möchte, ist, dass die Arbeit am Auslöser nicht unbedingt gleichzeitig die Angstreaktion unseres Körpers auflöst. Meiner Meinung nach ist es unerlässlich, zu lernen, Einfluss auf diese Reaktionen des Nervensystems zu nehmen. Und dadurch wieder selbstwirksam zu werden. Je besser wir unser Nervensystem beruhigen und regulieren können, umso gelassener können wir mit Angstreaktionen umgehen. Und je gelassener wir damit umgehen, umso seltener treten sie auf. Aus genau diesem Grund hast du in diesem Buch ganz viel darüber erfahren, wie du dein Nervensystem beruhigen kannst. Für mich war das ein Gamechanger bei der Angstbewältigung.

## WAS KANN NOCH ZUR BEWÄLTIGUNG VON ÄNGSTEN UND PANIK BEITRAGEN?

Alles, was dir guttut. Achte auf genügend Schlaf, auf eine ausgewogene Ernährung, Bewegung an der frischen Luft, trinke genug Wasser. Umgib dich mit Menschen, die dir guttun. Überfordere dich und dein Nervensystem nicht. Setz dich nicht unnötigem Stress aus. Wenn du beruflich oder familiär im Dauerstress bist, überleg dir, was du daran ändern kannst. Wer kann dich unterstützen? Was kannst du abgeben? Wie kannst du wieder mehr Ruhe in dein Leben bringen? Wie kannst du dein Leben entschleunigen?

*Alles, was dir wirklich guttut, beruhigt auch dein Nervensystem.*

Ich habe mir angewöhnt, immer wieder einen Check meines Nervensystems zu machen. Bin ich gerade innerlich ruhig? Kann ich mit den Anforderungen, die an mich gestellt werden, umgehen? Wie geht es mir gerade? Fühle ich mich überfordert? Tut mir mein Lebensstil gut? Bin ich in meiner Mitte? Teile ich mir meine Ressourcen gut ein? Und wenn ich merke, dass etwas nicht passt, dann ändere ich das mittlerweile. Denn damit das Nervensystem flexibel und in Ruhe auf die täglichen Anforderungen reagieren kann, dürfen wir dafür sorgen, dass es uns gut geht. Pass also gut auf dich auf.

## UND WENN DU WIEDER EINMAL DAS GEFÜHL HAST, DASS ALLES ÜBER DIR ZUSAMMENBRICHT?

Dann erinnere dich daran:

- »Ich kann alles schaffen.«
- »Ich kann das hinter mir lassen.«

- »Ich bin viel stärker als das.«
- »Ich habe die Kraft, das zu überwinden.«
- »Ich habe die Macht, einen anderen Weg zu gehen.«
- »Ich kann Lösungen finden, an die ich noch nicht gedacht habe.«
- »Ich kann Neues ausprobieren.«
- »Und wenn ich eines weiß, dann, dass Angst einfach ein Gefühl ist. Ein Gefühl, das mir den Boden unter den Füßen wegreißen kann. Und dass ich jedes verdammte Mal wieder aufstehen werde.«
- »Ich schaffe das.«

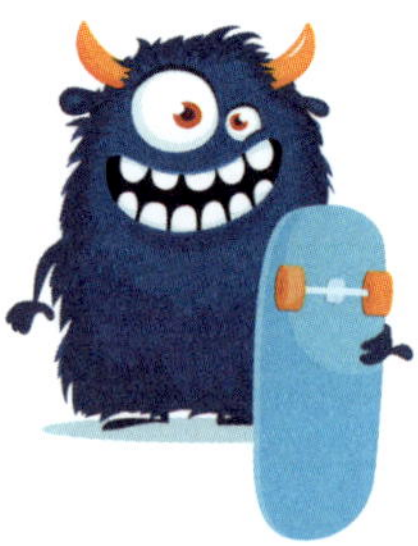

# DANKE

Danke an meine Schwester, die all die Stunden, Tage, Wochen, Monate und Jahre da war, als ich Angst hatte. Die alles zurückgestellt hat, um für mich da zu sein. Die immer die richtigen Worte zur richtigen Zeit gefunden hat. Liebe Schwester, du bedeutest mir alles. Danke. Danke. Danke.

Danke an Dominik, dass du an meiner Seite bist. Ein Mensch, der einen kennenlernt, wenn man stark ist, und bei einem bleibt, wenn man am Boden liegt, ist Gold wert. Ich liebe dich.

Danke an meinen Schwager, der standhaft ist wie ein Baum. Danke, dass du so oft im Hintergrund alles geregelt hast, während ich Viktoria beansprucht habe. Danke, dass es dich gibt.

Danke an Kimberly und Felix. Wegen euch war Aufgeben nie eine Option. Ich liebe euch.

Danke an meine Familie und Schwiegerfamilie in spe. So schön, mit wie viel Liebe ihr mich begleitet. Danke an Isabella fürs Vorablesen.

Danke an Dani. Es ist schön, wenn Freundschaften bestehen bleiben, auch wenn man nicht mehr »funktioniert« und nichts mehr klappt außer telefonieren.

Danke an Lisa. Es gab Zeiten, da waren die Nachrichten mit dir eines der wenigen Dinge, die mich etwas zur Ruhe brachten.

Danke an Anja Schmidt vom GU-Verlag. Ich werde nie vergessen, wie ich Ihre Nachricht las, ob ich Lust auf ein Buchprojekt hätte. Sie können sich nicht vorstellen, was mir das bedeutet! Ein Wunsch, den ich schon ganz viele Jahre hatte, ging damit in Erfüllung. Ich danke Ihnen von Herzen. Danke auch an meine Lektorin Diane Zilliges. Es berührt mich sehr, mit welcher Behutsamkeit und Wertschätzung Sie mit meinen Worten umgegangen sind.

## ÜBER DIE AUTORIN

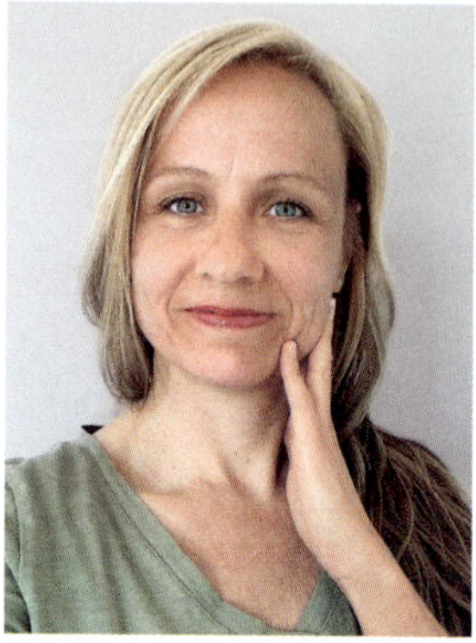

Klara Hanstein ist Klinische Psychologin, Gesundheitspsychologin und Systemische Psychotherapeutin. Sie war zwölf Jahre in eigener Praxis in Oberösterreich tätig und hat sich stetig fortgebildet, etwa in Kinder-, Jugend- und Familienpsychologie. Als sie selbst an einer Angststörung und Panikattacken litt, entwickelte sie ihr eigenes Therapiekonzept. Damit hilft sie heute Tausenden Menschen.

## DU WILLST WEITERE UNTERSTÜTZUNG?

Unter www.klarahanstein.com findest du alles über mich und meinen Weg aus den Ängsten. Hier gibt es auch alle weiteren Informationen zu Onlinekursen und Onlineseminaren. Du kannst dich dort für meinen Newsletter eintragen, um auf dem Laufenden zu bleiben. Außerdem lade ich dich ein, in unsere wundervolle Community in den sozialen Medien zu kommen. Du findest mich auf Instagram und Facebook unter »Klara Hanstein – Für Kopf und Herz«, wo mittlerweile eine riesige Community entstanden ist, die sich gegenseitig mit ganz viel Erfahrungswissen und Herz unterstützt.

www.klarahanstein.com

## LIEBE LESERINNEN UND LESER,

wir wollen Ihnen mit diesem Buch Informationen und Anregungen geben, um Ihnen das Leben zu erleichtern oder Sie zu inspirieren, Neues auszuprobieren. Wir achten bei der Erstellung unserer Bücher auf Aktualität und stellen höchste Ansprüche an Inhalt und Gestaltung. Alle Anleitungen und Rezepte werden von unseren Autoren, jeweils Experten auf ihren Gebieten, gewissenhaft erstellt und von unseren Redakteur*innen mit größter Sorgfalt ausgewählt und geprüft.

Haben wir Ihre Erwartungen erfüllt? Sind Sie mit diesem Buch und seinen Inhalten zufrieden? Wir freuen uns auf Ihre Rückmeldung. Und wir freuen uns, wenn Sie diesen Titel weiterempfehlen, in Ihrem Freundeskreis oder bei Ihrem Online-Kauf.

Sollten wir Ihre Erwartungen so gar nicht erfüllt haben, tauschen wir Ihnen Ihr Buch jederzeit gegen ein gleichwertiges zum gleichen oder ähnlichen Thema um.

## KONTAKT ZUM LESERSERVICE

GRÄFE UND UNZER VERLAG
Grillparzerstraße 8
81675 München
www.gu.de

# IMPRESSUM


Postfach 860366,
81630 München

GU ist eine eingetragene Marke der GRÄFE UND UNZER VERLAG GmbH, www.gu.de

ISBN 978-3-8338-9066-6

17. Auflage 2026



Projektleitung:
Anja Schmidt
Lektorat: Diane Zilliges
Cover: GU/Uli Oesterle
Bildredaktion:
Simone Hoffmann
Herstellung:
Susanne Fuhrmann
Satz: Uhl + Massopust, Aalen
Reproduktion: Longo AG, Bozen
Druck und Bindung:
DZS Grafik, Slowenien

### Bildnachweis

Adobe Stock: S. 9, 10, 16, 30, 39, 65, 66, 72, 97, 106, 110, 116, 121, 137, 170, 176; iStockphoto: S. 142, 188; privat: S. 190

Syndication:
Image Professionals

### Wichtiger Hinweis

Die Gedanken, Methoden und Anregungen in diesem Buch stellen die Meinung bzw. Erfahrung der Verfasserin dar. Sie wurden von der Autorin nach bestem Wissen erstellt und mit größtmöglicher Sorgfalt geprüft. Sie bieten jedoch keinen Ersatz für persönlichen kompetenten psychologischen Rat. Jede Leserin, jeder Leser ist für das eigene Tun und Lassen auch weiterhin selbst verantwortlich. Weder Autorin noch Verlag können für eventuelle Nachteile oder Schäden, die aus den im Buch gegebenen praktischen Hinweisen resultieren, eine Haftung übernehmen.